药食两用调体质

唐华伟　主编

全国百佳图书出版单位
中国中医药出版社
·北京·

图书在版编目（CIP）数据

药食两用调体质 / 唐华伟主编. -- 北京：中国中

医药出版社，2025.8

ISBN 978-7-5132-9697-7

Ⅰ. R247.1

中国国家版本馆 CIP 数据核字第 2025U24327 号

中国中医药出版社出版

北京经济技术开发区科创十三街 31 号院二区 8 号楼

邮政编码 100176

传真 010-64405721

山东润声印务有限公司印刷

各地新华书店经销

开本 787×1092 1/16 印张 10 字数 172 千字

2025 年 8 月第 1 版 2025 年 8 月第 1 次印刷

书号 ISBN 978-7-5132-9697-7

定价 48.00 元

网址 www.cptcm.com

服 务 热 线 010-64405510

购 书 热 线 010-89535836

维 权 打 假 010-64405753

微信服务号 zgzyycbs

微商城网址 https://kdt.im/LIdUGr

官 方 微 博 http://e.weibo.com/cptcm

天猫旗舰店网址 https://zgzyycbs.tmall.com

如有印装质量问题请与本社出版部联系（010-64405510）

《药食两用调体质》
编委会

主　编　唐华伟

副主编（以姓氏笔画为序）

　　　　王　冰　牛　乐　武香香　费晓燕　唐　克

编　委（以姓氏笔画为序）

　　　　许晓娜　杜雪源　李　苹　李迎霞

　　　　邵　雷　梁　鹤　霍　磊

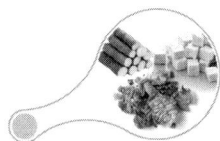

前 言

中医饮食养疗学又称中医食养食疗学，是在中医学理论指导下，应用食物预防和治疗疾病、维护健康、促进机体康复及延缓机体衰老的一门学科。

"食养"一词最早出自《素问·五常政大论》："大毒治病，十去其六；常毒治病，十去其七；小毒治病，十去其八；无毒治病，十去其九。谷肉果菜，食养尽之；无使过之，伤其正也。"中医饮食养疗学是中医养生学的重要组成部分，在中医治未病、预防医学、康复医学、老年医学等领域占有重要的地位。其中，药食同源物质在中医饮食养疗学中发挥了重要作用。

我国自古就有"药食同源"的观点，远古时期，人类在生存与繁衍的过程中，发现并总结出了许多既可饱腹充饥，又能治疗疾病的食物。唐代杨上善在《黄帝内经太素》中指出："空腹食之为食物，患者食之为药物。"国家卫生部（现国家卫生健康委员会）在 2002 年公布了《既是食品又是药品的物品名单》；2014 年，国家卫生和计划生育委员会（现国家卫生健康委员会）办公厅发布《按照传统既是食品又是中药材物质目录管理办法》（征求意见稿），增加 15 种中药材物质；2018 年，9 种物质被纳入按照传统既是食品又是中药材的物质目录，在限定使用范围和剂量内作为药食两用物质；2024 年，4 种物质被纳入按照传统既是食品又是中药材的物质目录。

本书主要介绍了中医饮食养疗学发展简史、中医饮食养疗品种、国家卫生健康委员会公示的药食两用品种，并以药食两用品种为主针对中医九种体质提出的养疗药对方，适合学习中医饮食养生学、中医养生学、中医食疗学、中医药膳食养学的专业人士，以及爱好饮食养生的社会人士阅读。

《药食两用调体质》编委会

2025 年 4 月

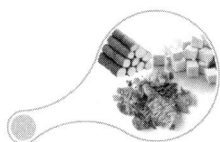

目 录

第一章

中医饮食养疗学发展简史

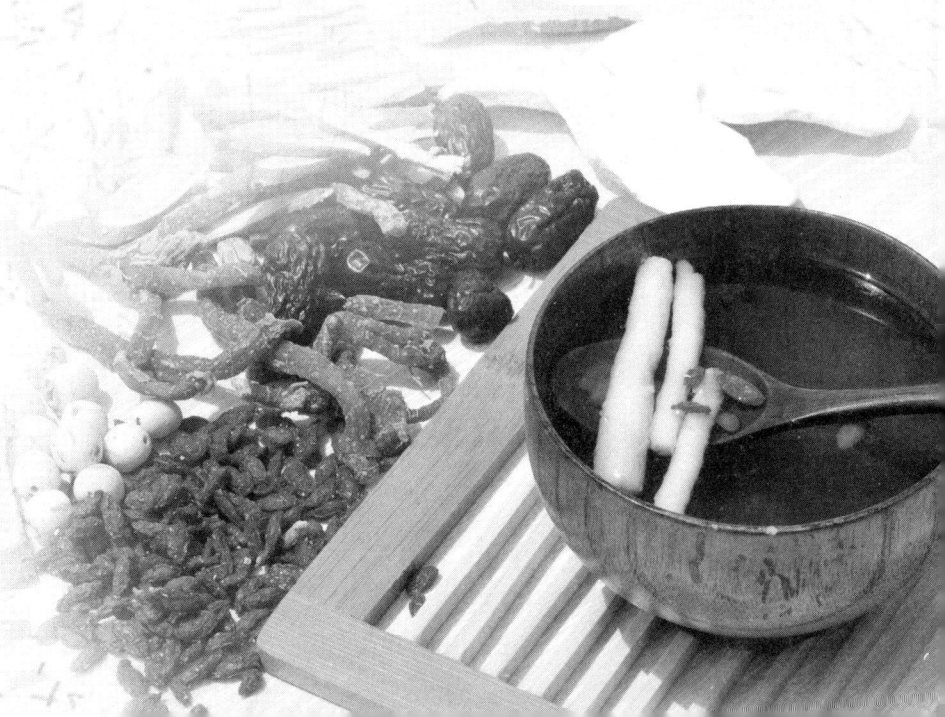

中医饮食养疗学是在中医学理论指导下，研究食物的性能、配伍、制作、服用方法、注意事项、禁忌等，以及在人体医疗保健中的作用及其应用规律的一门学科，是中医学的重要组成部分。中医饮食养疗学在预防医学、康复医学、老年医学及特殊人群的养生保健等领域中占有极其重要的地位，在中医学历代文献中多称为"食养""食治""食疗"等。

"食养"一词最早出自《素问·五常政大论》："大毒治病，十去其六；常毒治病，十去其七；小毒治病，十去其八；无毒治病，十去其九。谷肉果菜，食养尽之；无使过之，伤其正也。"食养主要应用于健康人群、亚健康人群及疾病高危人群，以及疾病恢复期的人群，以达到养生的目的或促进健康的恢复。

第一节　萌芽时期——远古至商周

远古时期，人类就发现并总结出了一些既可饱腹充饥，又能治疗疾病的食物，这是最早的药食同源物质。火的应用，使食物由生食变为熟食，减少了胃肠道疾病的发生，增强了人的体质，在人类文明发展史上具有极其重要的意义。

殷商时代，伊尹著《汤液经》，记载了当时人们采用烹调技术制备药物治疗疾病的过程。《吕氏春秋·本味》中记载伊尹与商汤讨论："调和之事，必以甘、酸、苦、辛、咸，先后多少，其齐（剂）甚微，皆有自起。"书中所载的"阳朴之姜""招摇之桂"中的姜、桂既是饮食中的调味品，又可作为发散风寒、温胃止呕的药物。

《周礼·天官》记载，医生当时被称为医工，分为食医、疾医、疡医、兽医4种。食医的职责是根据帝王的身体状况，调配膳食，供帝王食用，与现在的营养师和中医食疗师的工作性质相似。疾医的职责是用"五味、五谷、五药养其病"，与现在的内科医生的工作性质相似。《山海经》中记载了120多种药物，很多既是食物又是药物。周代还设有内饔一职，职能是"辨腥臊膻香之不可食者"，以监督并确保饮食清洁卫生。湖南长沙马王堆三号汉墓出土的《五十二病方》中，约25%的药物是食物，如乳汁、蜜、猪脂、牛脂、食盐等，书中记载的50余种疾病中有一半左右用食物治疗，说明当时的人们首选食物治疗疾病。

第二节　奠基时期——秦汉时期

秦汉时期，《黄帝内经》《神农本草经》《难经》《伤寒杂病论》中医四大经典的问世，标志着中医学理论体系、药物体系和临床治疗体系的正式形成。其中，《黄帝内经》为中医饮食养疗学的发展奠定了理论基础，《神农本草经》为中医饮食养疗学的发展奠定了药物食物学基础,《伤寒杂病论》为中医饮食养疗学在生活和临床中的应用奠定了实践基础。后世中医饮食养疗学的各个学科无一不是在中医四大经典的基础上发展而来的。

一、《黄帝内经》中有关饮食养疗学的论述

《黄帝内经》是中国现存最早、最完整的一部中医文献经典著作,为中医四大经典之首,被历代医家视为"圭臬",尊为"医家之宗"。后世众多的医学流派、医学理论和中医学各个学科都是在《黄帝内经》所构建的理论基础上衍生出来的。

《黄帝内经》构建的饮食养疗体系为后世中医饮食养疗学的发展奠定了基础,在《黄帝内经》构建的饮食养疗体系的基础上,中医饮食养疗学已经分化并形成了更为系统的具备各自特点的诊疗体系,以中医"食养"为主的《中医饮食养生学》和以中医"食疗"为主的《中医食疗学》均被纳入全国中医药行业高等教育规划教材,并由中国中医药出版社出版发行,广泛应用于中医学临床医学各个专业和预防医学专业、健康服务与管理专业、营养与食品卫生专业、中医养生学等专业。

《黄帝内经》中有关中医饮食养生和中医饮食治疗的内容繁多,记载在多篇文章之中,主要包括以下几个方面:制定了饮食养疗的总纲和理论原则,确立了饮食养疗的食物学基础,确立了饮食养疗的使用原则,明确了饮食物与五脏的关系及饮食物对五脏的不同作用,指出了饮食五味失当对身体产生的不良影响和引起的疾病,指出了五脏和五脏病变的饮食宜忌,制定了疾病的养疗处方等。

1. 饮食养疗总纲

《黄帝内经》提出将五谷、五果、五畜、五菜中相合者服用以"补精益气",并指出"谨和五味"是身体健康和长寿的基础,相关经文如下。

(1)气味相合:《素问·脏气法时论》载:"五谷为养,五果为助,五畜为益,五菜为充,气味合而服之,以补精益气。"

(2)五味调和:《素问·生气通天论》载:"是故谨和五味,骨正筋柔,气血以流,腠理以密,如是则骨气以精,谨道如法,长有天命。"

2.饮食养疗的食物学基础

（1）饮食物的营养物质：《黄帝内经》的不同篇章将饮食物的营养物质分别命名为"精微""食气""浊气""水精""谷气"等，后世医家在《黄帝内经》命名的基础上将这些名称发展为现在的通用词语"水谷精微"或"水谷精气"，相关经文如下。

《素问·经脉别论》载："食气入胃，散精于肝，淫气于筋。食气入胃，浊气归心，淫精于脉……饮入于胃，游溢精气……水精四布，五经并行。"

《灵枢·五味》载："谷始入于胃，其精微者，先出于胃之两焦，以溉五脏，别出两行，营卫之道。"

《灵枢·平人绝谷》载："神者，水谷之精气也。"

《素问·阴阳应象大论》载："谷气通于脾。"

（2）饮食物的分类及饮食物的五味：《黄帝内经》把饮食物按照五谷、五果、五畜、五菜进行分类，分别指出它们所具有的酸、苦、甘、辛、咸五味，相关经文如下。

《灵枢·五味》载："五谷：粳米甘，麻酸，大豆咸，麦苦，黄黍辛；五果：枣甘，李酸，栗咸，杏苦，桃辛；五畜：牛甘，犬酸，猪咸，羊苦，鸡辛；五菜：葵甘，韭酸，藿咸，薤苦，葱辛。"

（3）饮食物的作用：《黄帝内经》指出，饮食五味的作用分别为辛散、酸收、甘缓、苦坚、咸软，为后世医家认识饮食五味的性能奠定了坚实的基础，相关经文如下。

《素问·至真要大论》载："辛甘发散为阳，酸苦涌泄为阴，咸味涌泄为阴，淡味渗泄为阳，六者或收或散，或缓或急，或燥或润，或耎或坚，以所利而行之，调其气使其平也。"

《素问·脏气法时论》载："辛散、酸收、甘缓、苦坚、咸耎……此五者，有辛、酸、甘、苦、咸，各有所利，或散，或收，或缓，或急，或坚，或耎，四时五脏，病随五味所宜也。"

（4）饮食五味之间的作用：《黄帝内经》指出，饮食物的酸、苦、甘、辛、咸五味之间具有相互制约的作用，这种相互制约的作用是按照五行相克关系实现的，相关经文如下。

《素问·阴阳应象大论》载："辛胜酸……咸胜苦……酸胜甘……苦胜辛……甘胜咸。"

（5）饮食物对人体的影响：《黄帝内经》指出，饮食物中的"谷"是人体之"气"和"神"的主要来源，阐明水谷对人体的作用，指出"人绝水谷则死"，进而指出"人绝水谷则死"的主要原因是"水谷精气津液皆尽"，相关经文如下。

《素问·六节藏象论》载："五味入口，藏于肠胃，味有所藏，以养五气，气和而生，津液相成，神乃自生。"

《灵枢·营卫生会》载："人受气于谷，谷入于胃，以传与肺，五脏六腑，皆以受气。"

《灵枢·五味》载："故谷不入，半日则气衰，一日则气少矣。"

《素问·平人气象论》载："人以水谷为本，故人绝水谷则死。"

《灵枢·平人绝谷》载："平人不食饮七日而死者，水谷精气津液皆尽故也。"

（6）饮食物在体内化生为水谷精微及水谷精微在体内的输布过程：《黄帝内经》指出，"谷"是人体"气"的主要来源，胃是人体接受容纳饮食物即水谷的最大、最重要的器官，饮食物进入体内首先由胃受纳和腐熟、消化，进而转化为水谷精微，然后通过经脉转输到肝、心、脾、肺等脏腑，经由脏腑和经脉转输周身，相关经文如下。

《灵枢·玉版》载："人之所受气者，谷也，谷之所注者，胃也。胃者，水谷气血之海也。"

《素问·五脏别论》载："胃者，水谷之海。"

《素问·刺法论》载："胃为仓廪之官，五味出焉。"

《灵枢·本输》载："胃者，五谷之腑。"

《素问·五脏别论》载："五脏六腑之气味，皆出于胃。"

《灵枢·五味》载："黄帝曰：愿闻谷气有五味，其入五脏，分别奈何？伯高曰：胃者，五脏六腑之海也，水谷皆入于胃，五脏六腑，皆禀气于胃……谷气津液已行，营卫大通，乃化糟粕，以次传下。"

《素问·太阴阳明论》载："四肢皆禀气于胃，而不得至经，必因于脾，乃得禀也……脏腑各因其经而受气于阳明，故为胃行其津液。"

3. 饮食物的五味和五脏的关系

《黄帝内经》指出，人体的阴精来自自然界的饮食物，饮食物的酸、苦、甘、辛、咸五味分别对应肝、心、脾、肺、肾五脏，明确了五脏和五味的相互对应关系，相关经文如下。

《素问·生气通天论》载:"阴之所生,本在五味。"

《素问·五脏生成》载:"心欲苦,肺欲辛,肝欲酸,脾欲甘,肾欲咸,此五味之合五脏之气也。"

《灵枢·五味》载:"五味各走其所喜:谷味酸,先走肝;谷味苦,先走心;谷味甘,先走脾;谷味辛,先走肺;谷味咸,先走肾。"

《素问·宣明五论》载:"五味所入:酸入肝,辛入肺,苦入心,咸入肾,甘入脾。"

4.饮食物的五味和疾病的关系

《黄帝内经》指出,饮食物的五味过度摄入必然导致疾病的发生,即"必自裁",指出饮食物的五味过度摄入会损伤肠胃,并且会进一步对气、血、筋、骨、肉、脉、皮等组织器官造成损伤,相关经文如下。

《素问·生气通天论》:"阴之所生,本在五味,阴之五宫,伤在五味。"

《素问·五脏生成》载:"是故多食咸,则脉凝泣而变色;多食苦,则皮槁而毛拔;多食辛,则筋急而爪枯;多食酸,则肉胝䐃而唇揭;多食甘,则骨痛而发落,此五味之所伤也。"

《素问·生气通天论》载:"味过于酸,肝气以津,脾气乃绝;味过于咸,大骨气劳,短肌,心气抑;味过于甘,心气喘满,色黑,肾气不衡;味过于苦,脾气不濡,胃气乃厚;味过于辛,筋脉沮弛,精神乃央。"

5.饮食物的使用原则

(1)饮食物的寒热温凉属性:《黄帝内经》指出,食疗要了解饮食物的寒热温凉属性,相关经文如下。

《素问·六元正纪大论》载:"用寒远寒,用凉远凉,用温远温,用热远热,食宜同法。"

《灵枢·师传》载:"食饮者,热无灼灼,寒无沧沧,寒温中适。"

(2)饮食摄入过度和脏腑病变的关系:《黄帝内经》指出,饮食物的摄入要适量,不可过度,如果摄入过度,就会损伤身体,首先损伤的是人体的肠胃,导致"筋脉横解",并产生"肠澼""痔""气逆"等病变,相关经文如下。

《灵枢·九针论》载："口嗜而欲食之，不可多也，必自裁也，命曰五裁。"

《素问·阴阳应象大论》载："水谷之寒热，感则害于六腑。"

《素问·痹论》载："饮食自倍，肠胃乃伤。"

《灵枢·小针解》载："饮食不节，而病生于肠胃。"

《素问·生气通天论》载："因而饱食，筋脉横解，肠澼为痔。因而大饮，则气逆。"

6. 饮食养疗宜忌

（1）五脏及五脏病变适宜吃的食物：《黄帝内经》指出了与五脏相宜的饮食五味，以及五脏发生病变时适宜吃的饮食五味，相关经文如下。

《素问·脏气法时论》载："粳米、牛肉、枣、葵皆甘；心色赤，宜食酸，小豆、犬肉、李、韭皆酸；肺色白，宜食苦，麦、羊肉、杏、薤皆苦；脾色黄，宜食咸，大豆、豕肉、栗、藿皆咸；肾色黑，宜食辛，黄黍、鸡肉、桃、葱皆辛。"

《灵枢·五味》载："脾病者，宜食粳米饭、牛肉、枣、葵；心病者，宜食麦、羊肉、杏、薤；肾病者，宜食大豆黄卷、猪肉、栗、藿；肝病者，宜食麻、犬肉、李、韭；肺病者，宜食黄黍、鸡肉、桃、葱。"

《素问·脏气法时论》载："肝苦急，急食甘以缓之……心苦缓，急食酸以收之……脾苦湿，急食苦以燥之……肺苦气上逆，急食苦以泄之……肾苦燥，急食辛以润之。"

（2）五脏及五脏病变禁忌吃的食物：相关经文如下。

《灵枢·五味》载："肝病禁辛，心病禁咸，脾病禁酸，肾病禁甘，肺病禁苦。"

《素问·宣明五气》载："辛走气，气病无多食辛；咸走血，血病无多食咸；苦走骨，骨病无多食苦；甘走肉，肉病无多食甘；酸走筋，筋病无多食酸。"

《灵枢·九针论》载："病在筋，无食酸；病在气，无食辛；病在骨，无食咸；病在血，无食苦；病在肉，无食甘。"

（3）五脏病变时的饮食五味配伍原则：相关经文如下。

《素问·脏气法时论》载："肝欲散，急食辛以散之，用辛补之，酸泻之……心欲耎，急食咸以软之，用咸补之，甘泻之……脾欲缓，急食甘以缓之，用苦泻之，甘补之……肺欲收，急食酸以收之，用酸补之，辛泻之……肾欲坚，急食苦以坚之，用苦补之，咸泻之。"

7.饮食养疗处方

《黄帝内经》不仅论述了饮食物的相关作用和对人体的影响，还记载了13张处方，其中与饮食物有关的处方有9张，简述于下。

（1）汤液、醪醴（《素问·汤液醪醴论》）：汤液和醪醴是用五谷酿制而成的具有滋养和治疗作用的剂型，对后世方剂学的发展具有深远影响。

（2）生铁落饮（《素问·病能论》）：生铁落即冶炼时散落的铁屑，其气重而寒，平肝火，镇心神。

（3）左角发酒（《素问·缪刺论》）：剃其左角之发约一方寸，烧为末，用美酒一杯饮服，不能饮则强灌之。

（4）乌鲗骨蘆茹丸（《素问·腹中论》）：用乌鲗骨四分，蘆茹一分，二药研末混合，以麻雀卵和丸，如小豆大，每次饭前服五丸，鲍鱼汤送下。

（5）豕膏（《灵枢·痈疽》）：豕膏即猪脂肪，俗称猪油，味甘，性微寒，泄肺经积热。

（6）菱翘饮（《灵枢·痈疽》）：菱即菱角，清热发汗；翘即连翘，凉血解毒。用菱角、连翘草根各一升，水煎服，以蒸气熏之，汗出而愈。

（7）半夏秫米汤（《灵枢·邪客》）：半夏味辛，散少阴厥逆之气；秫米甘寒，泻阳补阴。每次服一小杯，日服三次，以发生药效为度。病初起者，服完药后静卧，汗出即愈，病程较久者，服三次痊愈。

（8）马膏膏法（《灵枢·经筋》）：马膏甘平以缓急，马膏用桑炭火烤热熨以散寒，啖炙肉以补虚，用白酒、官桂和烧针劫刺，用桑钩牵引以正其僻。

（9）寒痹熨法（《灵枢·寿夭刚柔》）：用棉布浸药酒熨贴治疗寒痹，是最早的外治法。蜀椒为纯阳之品，干姜温阳散寒，桂心温阳散寒，三味合用又得酒及炭火的热力。将三药装入布袋，针刺后熨贴患处，施行三十遍，以散寒除湿。

二、《神农本草经》中有关饮食养疗学的论述

《神农本草经》是我国现存的第一部中医本草学著作。《神农本草经》将药物之间的配伍关系归纳为"有单行者，有相须者，有相使者，有相畏者，有相恶者，有相反者，有相杀者，凡此七情，合和视之"，简称单行、相须、相使、相畏、相恶、相反、

相杀，总称为七情和合。这种药物之间的配伍关系也是食物之间的配伍关系。《神农本草经》中收录了中药 365 种，其中食物有 50 种，上品有酸枣、葡萄、大枣、海蛤等 22 种，中品有干姜、海藻、败酱、赤小豆、黍米、粟米、龙眼、蟹等 19 种，下品有 9 种食物，并记录了这些食物的功效和作用。

三、《伤寒杂病论》中有关饮食养疗学的论述

《伤寒杂病论》记载了中医饮食养疗学的相关内容，首先确定了食疗原则；其次记载了食疗方剂，如桂枝汤、百合鸡子黄汤、当归生姜羊肉汤、蜜煎导方、猪肤汤等；并且有"禽兽鱼虫禁忌并治"和"果食菜谷禁忌并治"两个专篇，其中记载了"食禁"，即"肝病禁辛，心病禁咸，脾病禁酸，肺病禁苦，肾病禁甘"。《伤寒杂病论》中记载了很多食物与药物共同使用的处方，如桂枝汤中用生姜和大枣，白虎汤中用粳米，大建中汤和小建中汤中用饴糖，旋覆花汤中用葱，栝蒌薤白白酒汤中用薤白和白酒，薯蓣丸中用山药，甘麦大枣汤中用大枣和小麦，枳实芍药散中用大麦，甘草粉蜜汤和大半夏汤中用蜂蜜，麻黄连翘赤小豆汤中用赤小豆，百合地黄汤中用百合，牡蛎泽泻散中用海藻和牡蛎，猪膏发煎中用猪膏（即猪油），黄连阿胶汤中用鸡子黄，栀子豉汤中用豆豉，黄芪桂枝苦酒汤中用苦酒（即醋）等。

第三节　发展时期——魏晋至隋唐

魏晋至隋唐时期，许多著名医家都对中医饮食养疗学的认识有了很大的进步，促进了中医饮食养疗学的发展。

魏武帝著《四时御食经》，建立了"食制"。

南北朝时期，刘休著《食方》，谢讽等著《淮南王食经》。南朝陶弘景著《本草经集注》，将《神农本草经》按上品、中品、下品的分类方法，发展为按药物的自然属性分类，即玉石、草木、虫兽、果、菜、米食、有名未用药共 7 类，其中米食、果、

菜、虫兽类药有 195 种。

晋代葛洪著《肘后备急方》，在"治风毒脚弱痹满上气方第二十一"中指出："脚气之病，先起岭南，稍来江东，得之无渐，或微觉疼痹，或两胫小满，或行起忽弱，或小腹不仁，或时冷时热，皆其候也，不即治，转入上腹，便发气，则杀人……取好豉一升，三蒸三曝干，以好酒三斗渍之，三宿可饮，随人多少，欲预防不必待时，便与酒煮豉服之。"葛洪在《肘后备急方·卷七》中还记载有"治食中诸毒方""治防避饮食诸毒方""治卒饮酒大醉诸病方"3 个"食禁"专篇。

唐代孙思邈在《备急千金要方》中列"食治"专篇，把食疗作为治疗疾病的首选方法。《备急千金要方》载："高平王熙称：食不欲杂，杂则或有所犯……或当时虽无灾患，积久为人作患。""安身之本，必资于食……食能排邪而安脏腑，悦神爽志以资血气。若能用食平疴释情遣疾者，可谓良工。""夫为医者，当须先洞晓病源，知其所犯，以食治之，食疗不愈，然后命药。"《备急千金要方》中记载了用动物（如鹿、羊）甲状腺治疗甲状腺肿，用动物肝脏（如羊肝、牛肝）治疗夜盲症，用赤小豆、黑豆、大豆等治疗脚气病，常吃谷皮煮粥预防脚气病等内容，丰富和发展了中医学"以形养形"的食养食疗原则。

唐代孟诜在孙思邈《备急千金要方》"食治"篇的基础上，著《食疗本草》。该书为我国第一部食疗本草学专著，记载了 260 种食物的性味、配伍、功效、禁忌等，并对食物的加工和烹调做了详细论述。唐代王焘著《外台秘要》，书中记载了很多食疗处方，如用生姜汁合白蜜治疗寒病，用谷皮煮粥预防脚气病，以及食物禁忌如治疗咳嗽时禁忌食葱、蒜，治疗痔疮时禁忌饮酒及生冷等。南唐陈士良收集神农、陶弘景、苏恭、孟诜、陈藏器等诸家经验，著《食性本草》10 卷，对饮食进行归类，并记载食疗方和四时调养脏腑的方法。

第四节　完善时期——宋元时期

宋元时期的中医饮食养疗学著作以官方修订的大型方书为代表，中医饮食养疗学的发展基本进入了较为完善的阶段。

宋代官方编纂的医学巨著《太平圣惠方》，将食物的作用总结为疗与养两个方面，即"病时治病，平时养身"。"病时治病"为"食疗"，"平时养身"为"食养"，并且记载了多种食疗品种，如粥、羹、索饼、酒、浆、茶等。该书记载的食养食疗处方对后世中医饮食养疗学的发展具有较大的影响。

宋代官方修订的大型方书《圣济总录》在《太平圣惠方》的基础上增加了散、饮、汁、煎、饼等食疗品种，共记载了285个食养食疗处方。

宋代陈直所著的《养老奉亲书》记载了老年人食养食疗处方162首，针对老年人群进行食养食疗。宋代陈达叟编著的《本心斋蔬食谱》，是记述用蔬菜制作膳食的专书。宋代林洪所著的《山家清供》记载了以江南食品为主的各种食品102种。

元代饮膳太医忽思慧编著的《饮膳正要》被称为我国现存的第一部营养学专著。该书汇集历代朝廷用膳，共3卷：卷一主要记载饮食禁忌；卷二主要记载食物原料、食疗食养、食物相反、食物中毒等；卷三主要记载粮食、蔬果、禽肉的特性及功用。《饮膳正要》中记载了很多民族食物。忽思慧在《饮膳正要》中指出："夫安乐之道，在乎保养……故善养性者，先饥而食，食勿令饱，先渴而饮，饮勿令过，食欲数而少，不欲顿而多。"

元代娄居中所著的《食治通说》、元代吴瑞所著的《日用本草》、元代贾铭所著的《饮食须知》及宋代郑樵所著的《食鉴》等书，从不同角度体现了中医饮食养疗学的传承脉络，进一步促进了中医饮食养疗学的发展。

第五节　成熟时期——明清时期

明清时期，中医饮食养疗学的理论和实践进一步完善而且渐趋成熟。

明代李时珍著《本草纲目》。该书收集的食物品种较为丰富，计有谷、菜、果、鳞、介、禽、兽类食物约500种。尤为重要的是，《本草纲目》中保存了历代食疗方面的佚文，而且收集了很多食疗方法。明代朱橚著《救荒本草》，记载了414种野生食用植物的产地、形态、性味、毒性、食用部位、食用方法等，并介绍了有毒植物的加工处理方法。明代徐春甫著《古今医统大全》。该书详细记载了药膳的烹制方法，如酒、醋、酱、茶汤、菜蔬、肉类、鲜果类、酪酥、蜜饯等。明代龚廷贤著《寿世保元》，着重阐述了饮食失节的危害性。书中指出："谷肉菜果中，嗜而欲食之，心自裁制，勿使过焉，则不伤其正。"

清代沈李龙所著的《食物本草会纂》，辑录了《备急千金要方》和《食疗本草》中的食疗内容，全书共 12 卷，卷一至卷十将食物分为水部、火部、谷部、菜部、果部上、果部下、鳞部、介部、禽部、兽部等。清代章穆辑录《本草纲目》中的食疗处方编著成《调疾饮食辨》一书。该书将食疗处方按功效应用分为发表方、温中方、行气方等 56 种。清代费伯雄所著的《费氏食养三种》按谷、菜、瓜果、味、鸟、兽、鳞、甲、虫的传统分类方式，分别论述了食物的功用、主治及宜忌等，并记载有药粥、药粉、药饼、药酒、药茶、药膳等多种食养食疗处方，用于治疗风、寒、暑、湿、燥、气、血、痰、虚、实等病证。清代文晟所著的《本草饮食谱》将食物分为谷、豆、菜、瓜、果、味、禽、兽、鱼、虫 10 部，共约 200 种，分述每种食物的性味、采用、主治、宜忌等，具有较高的学术价值。清代吴瑭所著的《温病条辨》记载了治疗温病（外感急性热病）后期的调理用方五汁饮（梨汁 30g，藕汁 20g，荸荠汁 20g，麦冬汁 10g，鲜芦根汁 30g）。五汁饮是使用药食两用鲜品用于临床的代表处方。清代王孟英著《随息居饮食谱》。该书分为水饮、谷食、调和、蔬食、果食、毛羽、鳞介 7 门，分别介绍了食物的性味功用，指出食物可代替药物，提倡食忌。《随息居饮食谱》专门讨论了中医饮食治疗学，是一部中医食疗学的专著，书中指出："颐生无元妙，节其饮食而已。食而不知其味，已为素餐；若饱食无教，则近于禽兽。"该书的问世标志着食疗学已经走向了进一步的完善和成熟。

第六节 兴盛时期——现代

在总结前人丰富经验的基础上，中医饮食养疗学得到全面发展，在理论和应用方面达到了前所未有的水平。目前，全国多所高等中医药院校均开展了中医饮食养生学和中医食疗学等相关课程，为中医饮食养生和中医食疗事业的发展培养了大量人才。

近年来，关于中医饮食养生学和中医食疗学的著作大量问世，不但在临床上，而且在社会上都得到了广泛应用，许多与中医饮食养疗学相关的专家学者和社会工作者都进行了大量关于中医饮食养生和中医饮食治疗的科学研究，并出版了相关著作，如叶橘泉著《食物中药与便方》、窦国祥著《饮食治疗指南》、钱伯文等著《中国食疗学》、施奠邦著《中医营养食疗学》、翁维健著《中医饮食营养学》、夏翔等著《中国食疗大全》、项平著《中医食疗方全录》等。这些著作对中医饮食营养理论、保健和治疗膳食的制作及应用，以及各种疾病的饮食治疗方法进行了系统整理和研究，使中医饮食养疗学进一步科学化和规范化。

各地还开设了药膳食疗餐馆，成立了食疗协会、药膳协会等社会组织，为推动中医饮食养疗学事业作出了积极贡献。

第二章

中医饮食养疗品种简介

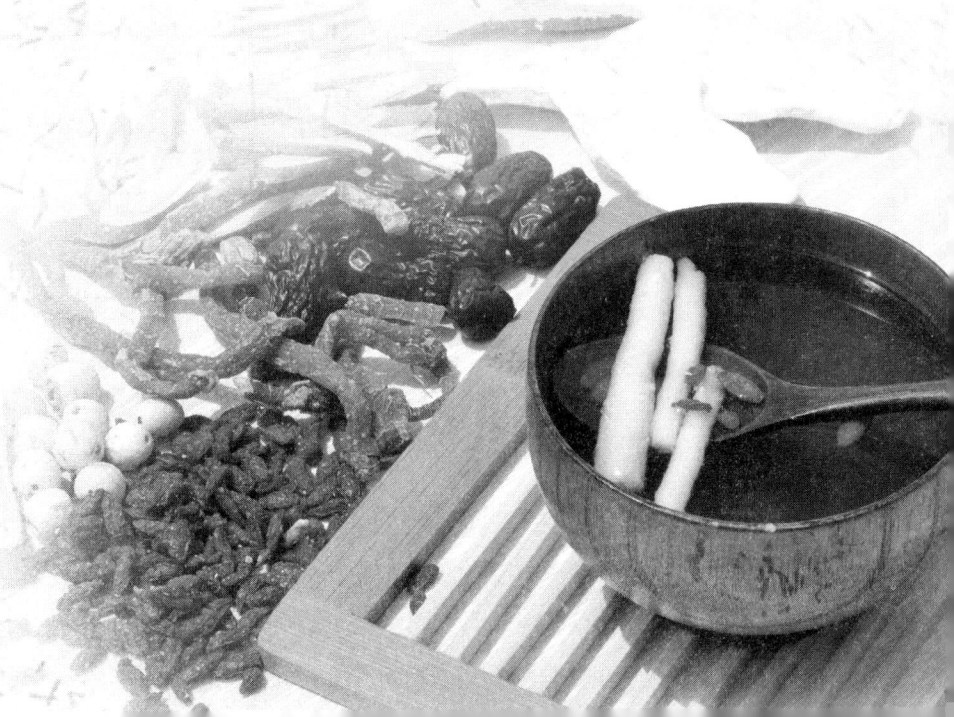

第一节　粥及药粥

一、粥

粥是在水中加入米谷类、面食类或药物，经过烹煮制作而成的流质或半流质食物，可分为米粥、面粥、菜粥、肉粥等。粥是中国传统饮食的重要组成部分，其历史源远流长，奠基于秦汉时期，发展于晋唐时期，完善于宋元时期，成熟于明清时期，兴盛于近现代时期。《周礼》载："黄帝始，蒸谷为饭，烹谷为粥。"清代袁枚所著的《随园食单》中指出："见水不见米，非粥也；见米不见水，非粥也；必使水米融洽，柔腻如一，而后谓之粥。"

二、药粥

药粥是在中医学理论指导下，将食物、药食两用品种与米谷类食物混合，加入水和调味品制作而成的流质或半流质食物，被广泛运用于调养身体、预防保健、治疗康复等方面。

湖南长沙马王堆汉墓出土的《五十二病方》中记载有服用青粱米粥治疗蛇伤，用米、胶煮粥治疗痫病。这是我国现存最早的药粥疗法记载。《素问·脏气法时论》记载："毒药攻邪，五谷为养，五果为助，五畜为益，五菜为充。""谷肉果菜，食养尽之。"这奠定了药粥疗法的中医学理论基础。《神农本草经》中记载了许多药食两用的药物，如大枣、百合、龙眼、山药、莲子、芝麻、薏苡仁等，奠定了药粥疗法的食物和药物学基础。张仲景在《伤寒杂病论》中记载有白虎汤和竹叶石膏汤。二者均使用粳米与药同煮，将药粥运用于临床治疗疾病。

唐代孙思邈在《备急千金要方》中指出："食能排邪而安脏腑，悦神爽志以资血气。""食疗不愈，然后命药。""若能用食平疴、释情遣疾者，可谓良工。"这些理论发展了《黄帝内经》食养食疗的理论。唐代昝殷著《食医心鉴》。该书记载药粥处方46首，如牛乳粥、芦根粥、天花粉粥等，并对主治病证、药粥组成、制作和服用方法进行了详细论述。

宋代陈直所著的《养老奉亲书》，是我国现存最早的老年病食疗学专著。该书辑录药粥处方43首，并指出："以食治疾，胜于用药。""凡老人有患，宜先食治，食治未愈，然后命药，此养老人之大法也。"

宋代官方编撰的《太平圣惠方》中第96卷、第97卷为食治专篇，记载药粥处方132首，记载了宋代以前的药粥处方，包括处方名称、药粥组成、食材及药材的剂量、煎服法。宋代《圣济总录》第188～190卷为"食治门"，记载了28种病证的药粥处方118首。

元代邹铉增补的《寿亲养老新书》，记载药粥处方77首，在陈直编著的《养老奉亲书》的基础上增加了"晨朝补养药糜诸法""食治方""妇人小儿食治方"。元代饮膳太医忽思慧编著的我国第一部营养学专著《饮膳正要》中记载药粥处方23首。

明代朱橚、滕硕、刘醇等人编撰的现存记载处方数量最多的《普济方》的第257～259卷为"食治门"，共记载药粥处方180方。明代李时珍所著的《本草纲目》载："古方有药物、粳、粟、粱米作粥，治病甚多。"李时珍在第25卷"谷部四"中论述了粥有畅胃气、生津液作用，记载药粥处方62首。明代高濂所著的《饮馔服食笺》记载了药粥处方38个。

清代曹庭栋所著的《老老恒言》第5卷为药粥专篇，记载了102个药粥处方。书中指出："取气味轻清、香美适口者为上品，少逊者为中品，重浊者为下品。""聊备老年之调治。"清代黄云鹄所著的《粥谱》记载药粥处方247首，将药粥分为谷类、蔬菜类、植物类、卉药类、动物类等，并介绍了每一种药粥处方的功用主治及制作方法。清代章穆所著的《调疾饮食辩》记载了56首药粥处方。书中指出："盖诸药温凉补泻，性各不同，一饮下咽，总由胃气传布，病人胃气既不能速行，停留片刻，药之气味即殊……若其停蓄不行，变为酸水，尚何功效之与有？惟以谷气助其胃，以热气速其行，而桴鼓之应，乃迥非汤剂所能及。此古人用粥治病之精理，千载无人道破者也。"

近代医家张锡纯著《医学衷中参西录》，首创无米药粥，书中载有薯蓣粥、三宝粥、珠玉二宝粥、薯蓣半夏粥、薯蓣鸡子黄粥等。

岳美中指出，莲子芡实粥可治疗遗精与泄泻，扁豆红枣粥专补脾胃。沈仲圭喜欢用神仙粥治疗风寒感冒，他的经验是初得病三日，服之即解，糯米半合，水两碗，生姜五六片于砂锅内煮一二沸，次入带须大葱五六个，煮至半熟，再加米醋小半杯，入内和匀，趁热喝粥，以出汗为度。邹云翔擅长用荷叶粥治疗老年人高血压、高脂血症等。蒲辅周对使用治疗狂犬咬伤的芫花根皮粥颇有心得，他指出："古用芫花根皮不拘多少，与糯米一杯，铜器一小具，三味熬成稀粥，空腹食之。此方是经验方，我亦用之有效。"

药粥制作方便，具有汤剂和流质、半流质的特点，容易吸收，既可长久服食，又可根据病情灵活加减药味。

历代医家、广大人民群众的反复实践证实，辨证使用药粥，可以达到防病、治病、养生的目的，药粥为人民的健康生存和民族的繁荣昌盛作出了不可磨灭的贡献。

第二节　汤羹

汤羹是汤与羹的统称，是我国传统饮食文化中的重要组成部分。汤是由水或者提前制备好的清汤和一定比例的食物烹煮制成的以汤汁为主的饮食品种。羹是以肉、蛋、奶、海鲜、大豆、蔬菜等食物，加入适量水烹煮制成的汤汁浓郁稠厚的饮食品种。

汤羹与粥一样，可将食物和药物共同烹制成药膳等食疗品种，制作时既可将食物和药物同时烹制，又可将药物用布包裹好与食物共同煎煮，也可将药物先煎煮取汁后与食物共同烹调。

第三节　菜肴

　　菜肴是指使用不同食材和调味品，经过烹调制作而成的荤菜和素菜的总称。菜肴所用食材品种广泛，如蔬菜、肉、禽、蛋、鱼、虾等，制作方法多样，如拌、蒸、炒、煎、卤、炸、炖、烧等。制作菜肴时加入的调味品包括葱、姜、蒜、盐、酱油、醋、酒、辣椒、花椒、胡椒、芥末、糖等。将常用食材与药食两用品种结合在一起制作成的菜肴具有一般菜肴不具备的作用，可用于人们日常养生保健和疾病的康复治疗。

　　菜肴的主要加工制作方法如下。

　　1. 炖

　　炖是指将食材按照烹调顺序放入炒锅中，放入调料，用武火烧沸，撇去浮沫，再用文火炖至酥烂的一种烹制方法。用炖法烹制的食物的特点是质地软烂，原汁原味。

　　2. 蒸

　　蒸是指将食材拌好调料，装入容器内，上笼用武火蒸熟的一种烹调方法。用蒸法烹制的食物的特点是色泽美观，保持原料形状，营养成分流失较少。

　　3. 煮

　　煮是指将食材按照烹调顺序放入锅内，加入调料及适量汤汁或清水，先用武火煮沸，再用文火烧熟。用煮法烹制的食物的特点是软嫩清口，汁浓味厚。

　　4. 烧

　　烧是指将食材经过煸、煎等烹调方法处理后，加入高汤或清水，先用武火煮沸，再用文火焖至卤汁浓稠。用烧法烹制的食物的特点是汁稠味鲜。

　　5. 焖

　　焖是指将食材用油炝至半成品后，加入调料，用文火焖至酥烂。焖法分为红焖和黄焖两种，红焖使用的酱油和糖色较多，红焖菜肴为深红色，黄焖菜肴为浅黄色。

6. 煨

煨是指用文火慢慢将食材煮至软烂。用煨法烹制的食物的特点是汤汁浓稠。

7. 炒

炒是指用武火烧热锅后，按照烹调顺序依次放入食材，不停翻拌，炒熟即可。炒有生炒、熟炒、清炒、干炒、软炒、水炒、抓炒、煸炒、滑炒等多种烹调方式。用炒法烹制出的食物的特点是滑嫩香鲜。

8. 炸

炸是指在锅内放入一定量的烹调油，待油热后将配制好的食材放入锅内，用武火烹炸到一定程度起锅。用炸法烹制的食物的特点是味香酥脆。

9. 煎

煎是指先将锅烧热，放入少量油，然后放入加工成扁形的原料，先将一面煎至金黄色，再将食物翻到另一面煎至金黄色，关火起锅。用煎法烹制的食物的特点是色泽艳丽，焦香可口。

第四节　茶及药茶

一、茶

茶一般指山茶科植物的叶子，通常按照加工方法的不同分为六大类。

1. 绿茶

绿茶属于不发酵茶，茶叶呈绿色，汤色黄绿明亮，口感清香，如毛尖、龙井、碧螺春等，制作工序为杀青、揉捻、干燥。

2. 红茶

红茶属于全发酵茶，茶叶呈红色，汤色鲜红明亮，口感甜香，如祁门红茶、金骏眉等，制作工序为萎凋、揉捻、发酵、干燥。

3. 青茶

青茶即乌龙茶，属于半发酵茶，茶叶呈红色，汤色金黄或橙黄，口感甜香甘醇，如铁观音、大红袍、凤凰单丛等，制作工序为萎凋、摇青、杀青、揉捻、烘焙。

4. 白茶

白茶属于轻发酵茶，茶叶背面满布白毫，汤色淡黄，口感甜香，如白毫银针、白牡丹、寿眉等，制作工序为日晒、萎凋、干燥。

5. 黄茶

黄茶属于轻发酵茶，茶叶呈黄色，汤色黄亮，口感清香，如霍山黄芽、蒙顶黄芽、君山银针等，制作工序为杀青、揉捻、闷黄、干燥。

6. 黑茶

黑茶属于后发酵茶，茶叶呈黑色，汤色红浓明亮，口感甘甜醇香，如普洱、安化黑茶、广西六堡茶等，制作工序为杀青、揉捻、渥堆（发酵）、复揉、干燥。

除传统的六大类茶外，还有一些新型茶品种：①再加工茶，是采用以上六大类茶的原料再加工制成，包括花茶、袋泡茶、粉茶、紧压茶等；②代用茶，是以国家行政主管部门公布的可用于食品的植物的芽叶、花瓣、花蕾、果（实）、根茎等为原料，经加工制作，采用类似茶叶冲泡（浸泡或煮）的方式，供人们饮用的产品。

茶具有清心提神、明目降脂、生津止渴、利尿通便、清热解毒等作用。茶的功能在中医古籍中多有记载。唐代陆羽所著的《茶经》曰："茶味苦，饮之使人益思、少卧、轻身、明目。"民间故事"神农尝百草，一日遇七十二毒，得茶而解之"即说明了茶叶具有解毒功能。唐代苏敬等在《新修本草》中云："茗，味甘、苦，微寒，无毒，主瘘疮，利小便，去痰热渴……主下气，消宿食，作饮加茱萸、葱、姜，良。"唐代陈藏器在《本草拾遗》中记载："茶寒，破热气，除瘴气，利大小肠。"唐代孙思邈在《备急千金要方》中记载："茗叶……令人有力，悦志。"元代忽思慧在《饮膳正要》中指出："凡诸茶，味甘、苦，微寒，无毒。去痰热，止渴，利小便，消食下气，清神少睡。"唐代孟诜在《食疗本草》中记载茶叶治疗"腰痛难转""热毒下痢"。明代李时珍在《本草纲目》中指出："茶苦而寒……最能降火。火为百病，火降则上清矣……温饮则火因寒气而下降，热饮则茶借火气而升散剂，又兼解酒食之毒，使人神思闿爽，不昏不睡，此茶之功也。"

二、药茶

药茶是将中药材与茶叶（或代茶植物）配伍，通过冲泡、煎煮等方式制成的具有预防、治疗或保健作用的饮品。它融合了中医学"药食同源"理念与茶文化，是中医学的重要组成部分，是中华民族的瑰宝。诸多中医典籍中记载了药茶处方。

宋代官方编纂的《太平圣惠方》《圣济总录》记载了葱豉茶、薄荷茶、石膏茶、硫黄茶、萝茶、皂荚芽茶、石楠芽茶等药茶处方。元代邹铉增补的《寿亲养老新书》中记载了防治老年病的药茶处方，如槐茶方、苍耳茶方、香茶、柏汤茶、干荔枝茶等。明代李时珍所著的《本草纲目》中附录药茶处方10余首，如茅根茶、萱草根茶等。

《中华人民共和国药典》（1953年版）一部附录了药茶的一般制法和要求，为药茶的发展起到了极大的促进作用。另外，还有一些药茶处方，如建曲茶、午时茶、甘露茶、感冒茶、减肥茶、戒烟茶等。

现代有很多新型的茶饮品种，如袋泡茶、香料茶、速溶茶、冰茶、混合饮料茶等。在科技发展日新月异的今天，现代科技赋予了药茶新的生命和鲜明的时代特征，药茶必将结出更为丰硕的成果。

第五节　酒及药酒

一、酒

酒是用粮食、水果等含淀粉或糖的物质经过发酵制成的含乙醇的饮料，可分为啤酒、葡萄酒、黄酒、米酒、白酒等。

中国酒文化博大精深，源远流长。《汉书·食货志》载："酒，百药之长。"《名医别录》载："酒……味苦，甘辛，大热，有毒。主行药势，杀邪恶气。"《本草纲目》载："米酒……通血脉，润皮肤，散湿气……除风下气……解马肉、桐油毒。"

二、药酒

药酒，或称酒剂，是指在中医学理论指导下，将食物或药物用白酒或黄酒冷浸或热浸，制成液体剂型，用于养生保健和疾病的康复治疗等。

《素问·汤液醪醴论》载："黄帝问曰：为五谷汤液及醪醴，奈何？岐伯对曰：必以稻米，炊之稻薪，稻米者完，稻薪者坚。帝曰：何以然？岐伯曰：此得天地之和，高下之宜，故能至完；伐取得时，故能至坚也。帝曰：上古圣人作汤液醪醴，为而不用何也？岐伯曰：自古圣人之作汤液醪醴者，以为备耳，夫上古作汤液，故为而弗服也。中古之世，道德稍衰，邪气时至，服之万全。"

《素问·缪刺论》载："邪客于手足少阴、太阴、足阳明之络。此五络皆会于耳中，上络左角，五络俱竭，令人身脉皆动，而形无知也，其状若尸，或曰尸厥……剃其左角之发方一寸，燔治，饮以美酒一杯，不能饮者灌之，立已。"

《灵枢·寿天刚柔》曰："黄帝曰：刺寒痹内热奈何？伯高答曰：刺布衣者，以火焠之；刺大人者，以药熨之。黄帝曰：药熨奈何？伯高答曰：用醇酒二十升，蜀椒一升，干姜一斤，桂心一斤，凡四种，皆㕮咀，渍酒中，用棉絮一斤，细白布四丈，并内酒中，置酒马矢煴中，盖涂封，勿使泄。五日五夜，出布棉絮，曝干之，干复渍，以尽其汁。每渍必晬其日，乃出干。干，并用滓与棉絮，复布为复巾，长六七尺，为六七巾，则用之生桑炭炙巾，以熨寒痹所刺之处，令热入至于病所，寒复炙巾以熨之，三十遍而止。汗出，以巾拭身，亦三十遍而止。起步内中，无见风。每刺必熨，如此病已矣。此所谓内热也。"

《素问·血气形志》曰："经络不通，病生于不仁，治之以按摩醪药。"

《神农本草经》曰："药性有宜丸剂者，宜散剂者，宜水煮者，宜酒渍者。"

东汉张仲景所著的《伤寒杂病论》记载有红蓝花酒、麻黄醇酒汤、瓜蒌薤白白酒汤等处方，另外还有用酒煎煮药材，用酒和水混合煎煮药材，借助酒性以增强药效。《伤寒杂病论》中还记载了类似现代的热浸法，即将药物捣碎，加入适量白酒，加热浸泡，沉淀过滤即可。

南朝陶弘景著《本草集经注》指出："凡渍药酒，皆须细切，生绢袋盛之，乃入酒密封，随寒暑日数，视其浓烈，便可取出，不必待至酒尽也。滓可暴燥微捣，更渍饮之，亦可散服。"

唐代孙思邈著《备急千金要方》，记载药酒处方 80 余首，书中记载了药酒的制法和服法："凡合酒，皆薄切药，以绢袋盛药纳酒中，密封头，春夏四五日，秋冬七八日，皆以味足为度，去滓服酒。""大法冬宜服酒，至立春即停。"孙思邈在《备急千金要方》中指出过度服用药酒的危害："凡服酒药，欲得使酒气相接，无得断绝，绝不得药力。多少皆以知为度，不可令至醉，及吐则大损人也。"孙思邈在《备急千金要方》中还指出了饮用药酒以预防疫病："一人饮，一家无疫；一家饮，一里无疫。"

宋代《太平圣惠方·药酒序》曰："夫酒者，谷蘖之精，和养神气，性惟剽悍，功甚变通，能宣利胃肠，善导引药势。"

明代李时珍所著的《本草纲目》载："米酒……行药势，杀百邪，恶毒气，通血脉，厚肠胃，润皮肤，散湿气，消忧发怒，宣言畅意。"《本草纲目》中收录了 200 多个药酒方，如辟疫消疠的屠苏酒，平眩治风的薯蓣酒，活血调经的当归酒，暖腰温膝的茯苓酒，理气止痛的茴香酒，治风湿痹痛的虎骨酒、五加皮酒，治中风不遂的仙灵脾酒等。《本草纲目》还记载了药酒的制作方法，如药材和酒同煮的热浸法，药材和曲、米同酿的发酵法，酒中加药材浸泡的冷浸法等。

民间有很多在传统节日饮用的药酒，如春节饮用的椒柏酒、屠苏酒，端午节饮用的菖蒲酒、雄黄酒，中秋节饮用的桂花酒，重阳节饮用的菊花酒等。

在饮用药酒时要根据饮用者的体质辨证选择药酒，根据自身对药酒的耐受能力而酌量饮服，一般每次饮用量为 10～20mL，不宜过量，也不宜长期连续饮用药酒。李时珍在《本草纲目》中指出："少饮则和血行气，壮神御寒，消愁遣兴；痛饮则伤神耗血，损胃失精，生痰动火……若夫沉湎无度，醉以为常者，轻则致疾败行，甚则丧邦亡家而陨躯命，其害可胜言哉？"

药酒的使用方法有内服、外用两种，内服多温饮，外用有淋洗、漱口或摩擦，药酒不宜在空腹、睡前、感冒或情绪激动时饮用，也不宜大量饮用。

药酒的饮用禁忌：女性在月经期、妊娠期、哺乳期，儿童及青少年，高血压、肝炎、肝硬化、消化性溃疡、肺结核、心功能或肾功能不全患者，以及对酒精过敏者和精神病患者，禁止或谨慎饮用药酒。

另外，服用某些药物时不能饮酒，以免导致严重的不良反应。

第六节 膏方

膏方又称膏滋，是内服的膏状口服剂型，是指在中医学理论指导下，选用药物（药食两用的中药）或食物加适量的水经过多次煎煮后去渣取汁，再经过浓缩到一定程度时加入不同的赋形剂制成的半流质状药膏。膏方的特点是体积小、有效成分含量高、味道甘美、便于服用，大多具有滋养作用，适宜慢性病和体虚者及病后康复者长期服用。近代名医秦伯未在《膏方大全》一书中指出："膏方者，盖煎熬药汁成脂液，而所以营养五脏六腑之枯燥虚弱者也，故俗称膏滋药。"

膏方可分为荤膏、素膏、蜜膏、清膏等。膏滋的制作过程主要包括准备原料、浸泡、煎煮、浓缩、收膏等，在制作过程中，加入动物药的称为荤膏，没有加入动物药的称为素膏，加入蜂蜜、冰糖、白糖、饴糖等的称为蜜膏，不加入任何赋形剂的称为清膏。

1. 膏方的制作过程

（1）准备原料：将制作膏方的药物或者食物洗净，切成厚片、小段或捣成粗末。

（2）浸泡：除去先煎、后下、烊化、兑入的药物，其余部分装入有盖的容器内，加入清水至浸没全部药物或者食物，半小时后，再加水至高出药物或者食物约 15cm，浸泡 4 小时左右。

（3）煎煮：将浸泡后的药物或者食物连同浸泡的水液一起放入煎煮锅内，先用武火煎煮，煮沸后改用文火煎煮，煎煮 1～3 小时，然后用双层纱布或者无纺布过滤取汁，用上述方法共煎煮 3～4 次，把每次过滤的煎汁合并，静置沉淀半小时左右，再用双层纱布或者无纺布过滤 1～2 次，把煎液中的杂质完全过滤干净。

（4）浓缩：将过滤后的汁液放入收膏锅内，先用武火加热煮沸，用竹片捞去表面浮沫，改用文火，在浓缩时应不断搅拌，防止煳锅焦化，在浓缩到汁液变得浓稠时，进入收膏程序。

（5）收膏：将烊化、兑入及规定加入的糖、蜜、胶类等赋形剂加入清膏中，用文火继续浓缩至变得浓稠，取少许膏滋滴于能吸水的纸上，以不渗纸为度，或取少许膏滋滴入冷水中，如果膏滋在冷水中凝聚成珠状，即为"滴水成珠"，表示膏已经熬成，然后关火冷却收藏。

2. 膏方的服用方法

膏滋的食用方法可分为冲服、调服、噙化3种。

（1）冲服：取适量膏滋，放在杯中，用白开水或者热黄酒冲入搅匀服用。

（2）调服：即把比较稠黏难化的膏滋加入黄酒、汤药或开水，用碗、杯隔水炖热融化，调匀后服用。

（3）噙化：也称含化，即将膏滋含在口中溶化，慢慢咽下。

服用膏滋的剂量要根据病情、身体情况及药物的性质决定。一般每日3次，每次服1～2汤匙。病情较重、体质较强的人，剂量可稍大一些。病情较轻、老年人、女性、儿童等服用剂量宜稍小些。滋补和药性平和的膏滋，服用剂量可稍大些。作用强烈的膏滋服用剂量应从较小剂量开始，逐步增加服用剂量。

第三章

药食两用品种的性味归经及配伍原则

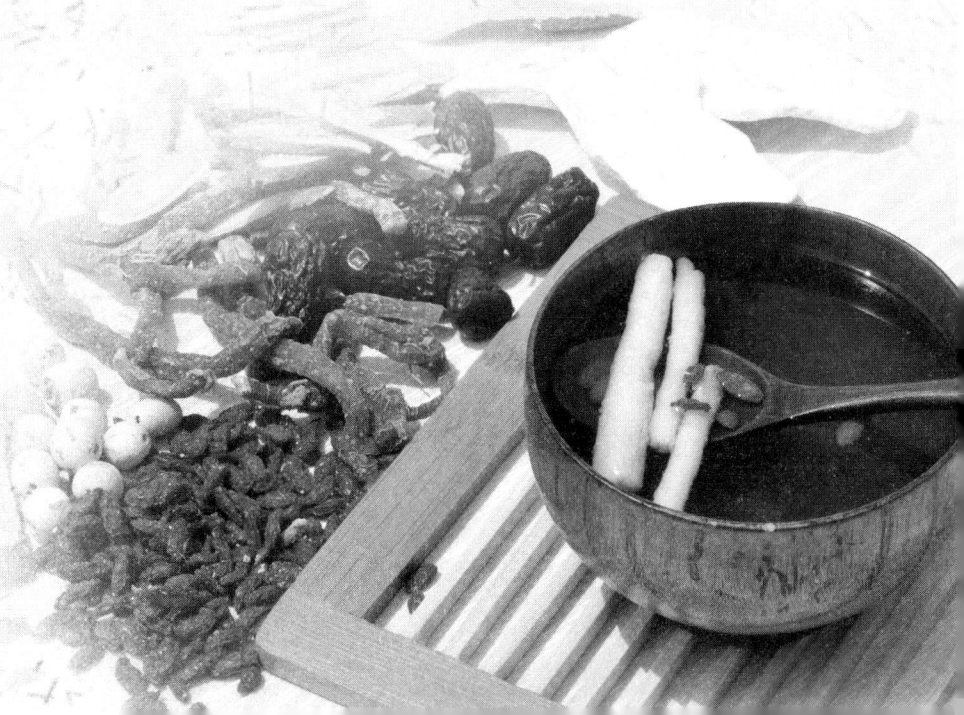

第一节 性味归经

药物的性味归经是古代医家在长期生活和临床实践活动中，逐渐积累认识并总结出来的。《神农本草经》载："药有酸、咸、甘、苦、辛五味，又有寒、热、温、凉四气。"这是有关药物四气五味的最早记载。气与味是药物性能最重要的标志之一，本草学著作在论述药物的功效时首先标明的就是药物的气和味。食物同样具备四气和五味的属性。

一、性味

（一）四气

四气，是指食物具有的寒、凉、温、热4种性质。四气是古人根据人们食用食物后人体所产生的反应归纳总结出来的。

食物的温热与寒凉属于两类不同性质的气。寒与凉、温与热既具有共同的性质，又有程度上的差异。温与热同属于阳性，在程度上，温次于热；寒与凉同属于阴性，在程度上，凉次于寒。

凡属于寒凉性质的食物，大多具有滋阴、润燥、清热、泻火、凉血、解毒等功能，主要用于热性体质和阳热实证，如苦瓜、西瓜、马齿苋、鱼腥草等。

凡属于温热性质的食物，大多具有温经、助阳、散寒、散结、活血、温经、通络等功能，主要用于寒性体质和阴寒病证，如生姜、胡椒、肉桂、羊肉等。

还有一类在性质上既不属于寒凉、又不属于温热的食物，属平性，如枸杞子、山药等。有人认为，这类食物虽然称为平性，但也有偏温热和偏寒凉的不同，因此，平性是相对的而非绝对的。

综上所述，食物在性质上分为寒性、凉性、温性、热性、平性5种，无论是中医养生还是中医食疗，都要根据辨证的结果选取合适的食物，如阳性体质和热证应食用寒性和凉性食物，阴性体质和寒证应食用温性和热性食物，无论何种体质和证型均可食用平性食物。

（二）五味

五味是指食物的酸、苦、甘、辛、咸 5 种味道，此外，还有涩味和淡味，但一般统称为五味。《素问·脏气法时论》指出五味的作用是辛散、酸收、甘缓、苦坚、咸软。五味与人体的五脏之间有着一一对应的关系，《灵枢·九针论》指出："酸入肝，辛入肺，苦入心，甘入脾，咸入肾，淡入胃。"《神农本草经》指出："药有酸、咸、甘、苦、辛五味。"此后，历代医家在临床实践中不断总结归纳，使药物的五味理论臻于完善。

1. 酸

酸味能够收敛、固涩，大多具有固表止汗、敛肺止咳、涩肠止泻、固精缩尿、固崩止带的作用，多用于治疗自汗、盗汗、肺虚久咳、久泻、久痢、遗精、滑精、遗尿、尿频等滑脱不禁的病证。酸味食物大多能收敛邪气，凡邪气未尽之证均当慎用。

2. 苦

苦味能够清热、降泄、燥湿，大多具有清热泻火、下气平喘、降逆止呕、通利大便、清热燥湿、散寒燥湿、泻火存阴的作用，多用于治疗火证、热证、湿证、阴虚火旺等证。苦味食物大多能伤津、伐胃，凡津液亏虚及脾胃虚弱者不宜大量或长期食用。

3. 甘

甘味能够补虚、和中、缓急、调和，大多具有补益、和中、调和药性、缓急止痛的作用，多用于治疗正气虚弱、食积不化、滋阴润燥、脘腹挛急疼痛等病证及调和药性、解毒等。甘味食物大多腻膈碍胃、令人中满，凡湿阻、食积、中满气滞者不宜长期或大量食用。

4. 辛

辛味能够发散、行气、活血，多用于治疗表证及气血阻滞之证。辛味食物大多能耗气伤阴，所以气血亏虚、阴精不足者慎用。

5. 咸

咸味能够软坚、润下、养血，大多具有泻下、通便、软坚散结等作用，多用于治疗瘰疬、痰核、大便燥结等病证。脾虚、便溏者慎用。

6. 淡

淡味能够渗湿、利水，多用于治疗水肿、小便不利等病证。过量食用淡味食物会耗伤津液，凡阴虚津亏者慎用。

7. 涩

涩味能够收敛固涩，与酸味基本相同。

此外，芳香类食物不能简单地用四气五味理论来解释，此类食物大多具有醒脾、开胃、行气、化湿、化浊等作用，能够辟秽防疫、解表散邪、醒脾开胃、化湿去浊、通窍止痛、行气活血、开窍醒神等。

每种食物所具有的味可以是一种，也可以兼有几种，如白萝卜同时具有辛、甘味，五味子同时具有酸、甘味，佛手同时具有辛、苦、酸味等。

每一种食物都具有不同的性和味，客观地说明了食物所具有的性能，在食用时，必须将气和味综合起来考虑，才能达到食养食疗效果，正如《素问·脏气法时论》所言："五谷为养，五果为助，五畜为益，五菜为充，气味合而服之，以补精益气。"

二、归经

归是指食物作用于人体的某个部位，经是脏腑经络的统称，食物的归经是指某种食物对人体某个部位的选择性作用，也是食物对人体某些脏腑、经络的特异性作用。

归经理论是在中医学理论指导下，以脏腑经络理论为基础，以药物治疗病证为依据，经过历代医家的长期临床实践活动归纳总结，不断发展完善而形成的。归经理论把食物的治疗作用与人体病变部位，以及所属的脏腑经络系统有机地联系起来，具有重要的临床指导意义。

功能和作用相近或者相同的食物由于归经的不同从而具有不同的作用，例如梨和香蕉都具有清热生津的作用，但是梨归属于肺经，因此具有清解肺热的作用，香蕉归属于大肠经，因此具有清解大肠热的作用。归经理论对中医饮食养疗处方的设计和在生活中的具体运用具有重要的指导意义。掌握食物的性能作用和归经是正确运用药食两用品种进行养生保健和疾病康复的重要原则和前提条件。

第二节　配伍原则

食物的配伍原则是以《神农本草经》中记载的药物配伍关系"七情和合"为主。《神农本草经》将药物的配伍关系归纳为"有单行者，有相须者，有相使者，有相畏者，有相恶者，有相反者，有相杀者，凡此七情，合和视之"，即单行、相须、相使、相畏、相恶、相反、相杀，简称为"七情"。

1. 单行

单行指使用一种食物制作各种食养食疗方。

2. 相须

相须指性能基本相同或某一方面性能相似的食物互相配合食用，能够增强原有食物的食养食疗作用和可食性，如党参和黄芪同时食用，可增强各自的补气作用。

3. 相使

相使指性能基本相同或某一方面性能相似的食物互相配合食用，其中一类食物为主，另一类食物为辅，能够增强主要食物的食养食疗功效，如菠菜猪肝汤中，猪肝养肝明目，菠菜补血，相互配伍可增强补肝明目之功效。

4. 相畏

相畏指同时食用两种或两种以上食物时，一种食物的毒性或不良反应能被另一种食物降低或消除。螃蟹性寒，食用后容易出现腹痛、腹泻；生姜性温，能够温胃散寒；生姜和螃蟹配合食用，螃蟹的寒性被生姜的温性制约而减弱，从而减少腹痛、腹泻的发生。此即相畏。

5. 相杀

相杀指同时食用两种或两种以上食物时，一种食物能够减轻或消除另一种食物的不良反应。相畏、相杀属于性质相同的配伍关系，只是两种配伍原则的角度不同。正如前文生姜和螃蟹的例子，生姜和螃蟹配合食用，生姜的温性能够减弱螃蟹的寒性，从而减少腹痛、腹泻的发生。此即相杀。

6. 相恶

相恶指同时食用两种或两种以上食物时，一种食物能够降低另一食物的功效，如白萝卜能降低补气类食物如黄芪、人参的功效等。

7. 相反

相反指同时食用两种或两种以上食物时，能够产生毒性或严重的不良反应或导致疾病。如菠菜与豆腐同时食用，菠菜中的草酸与豆腐中的钙离子结合形成草酸钙，过量食用可导致结石类疾病发生。古代医籍中记载食物相反的事例较多，但缺乏相应的科学证据，有待今后进一步研究和探讨。

在进行食物配伍时，相须、相使使用较多，单行、相畏、相杀、相恶使用较少，相反严禁使用。

第四章

中医饮食养疗处方基本原则

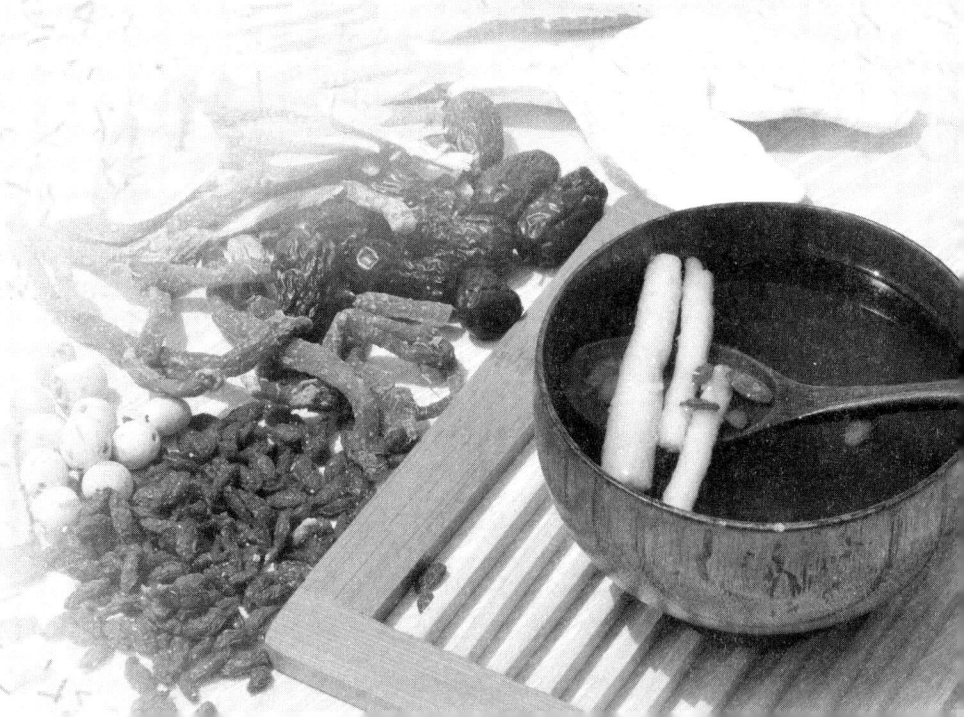

　　中医饮食养疗处方的设计应在辨证论治和辨病论治相结合的基础上，遵循君、臣、佐、使的配伍原则。《素问·至真要大论》曰："主病之谓君，佐君之谓臣，应臣之谓使。"此明确指出在处方中应该具备君、臣、佐、使4种层次。

第一节　辨证论治

辨明证型以确定养疗原则。

中医学中的证，是机体在疾病发展过程中的某一阶段的病理概括。它包括了病变的部位、原因、性质，以及邪正关系，反映出疾病发展过程中某一阶段的病理变化的本质，比症状更全面、更深刻、更正确地揭示了疾病的本质。

辨证就是把四诊（望、闻、问、切）所收集的资料、症状和体征，通过分析、综合，辨清疾病的病因、性质、部位，以及邪正之间的关系，概括、判断为某种性质的证。论治又称施治，即根据辨证的结果，确定相应的治疗原则和方法。

辨证是决定治疗的前提和依据，论治是治疗疾病的手段和方法。通过辨证论治的效果可以检验辨证论治的正确与否。

第二节　辨病论治

每种疾病都具有其特定的病因、病机和症状。

在疾病发展过程中，由于患者的年龄、体质、饮食习惯等个体差异，以及地理、气候、环境等因素的影响，从而使某种疾病即使在同一阶段，也可表现为不同的证。

病和证既有区别，又密切相关，把辨病与辨证相结合使用，不仅能够准确把握不同疾病的固有发展规律，注意到不同疾病的不同特点，还能够考虑到因为患者的个体差异而在相同疾病中的不同表现，并且能够掌握不同的疾病在某些阶段所表现出的共同的证。

辨证论治和辨病论治不能相互割裂，也不能相互代替，二者应有机地结合起来。

第三节 君臣佐使

　　根据辨证和辨病的结果，结合季节气候特点、地域特点及人体的个体差异，在普通食材和药食两用品种中选取和确定君、臣、佐、使，并确定其具体用量，从而组合成具有特定作用和功效的饮食养疗处方，选择适宜的加工方法和食用方式以发挥最佳效果。

　　君：在处方中起主要养疗作用的食材或药食两用品种。

　　臣：在处方中辅助君以加强养疗作用，或针对重要的兼症起主要养疗作用的食材或药食两用品种。

　　佐：在处方中配合君、臣以加强养疗作用，或直接治疗次要兼症的食材或药食两用品种，或用以制约君、臣的峻烈之性的食材或药食两用品种。

　　使：在处方中引导食材至特定部位，或调和饮食养疗处方中各种食材作用的食材或药食两用品种。

第五章

药食两用品种简介

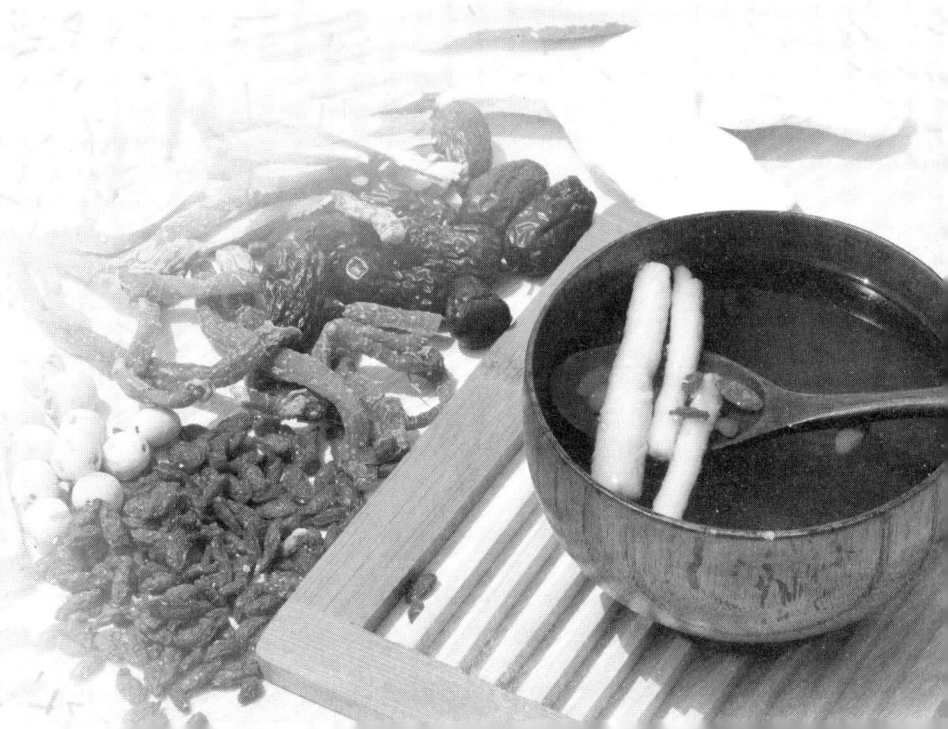

药食两用，古代和民间习惯称为药食同源，是指许多中药也是食物，中药与食物是同源的关系，并无绝对的分界线。

本书根据国家卫生健康委员会（原国家卫生部和国家卫生和计划生育委员会）自 2002 年至 2024 年公布的药食两用品种，参照《中华人民共和国药典》和《中药大辞典》，将药食两用品种分为温性、热性、寒性、凉性、平性五大类。

温性药食两用品种：八角茴香、白扁豆、白芷、草果、枣（大枣、酸枣、黑枣）①、当归、刀豆、丁香、杜仲叶、佛手、蝮蛇、覆盆子、花椒、化橘红、黄芥子、黄芪、藿香、姜黄、橘红、橘皮、杏仁（甜、苦）②、龙眼肉、玫瑰花、木瓜、人参、肉豆蔻、肉苁蓉、松花粉、沙棘、山柰、山楂、山茱萸、砂仁、生姜、小茴香、薤白、香薷、香橼、芫荽、益智仁、紫苏、紫苏子。

热性药食两用品种：荜茇、干姜、高良姜、黑胡椒、肉桂。

寒性药食两用品种：百合、淡竹叶、地黄、槐花（或槐米）、菊花、金银花、决明子、昆布、马齿苋、麦冬、牡蛎、胖大海、蒲公英、桑椹、桑叶、山银花、铁皮石斛、天冬、夏枯草、鲜白茅根、鲜芦根、鱼腥草、玉竹、栀子。

凉性药食两用品种：薄荷、布渣叶、淡豆豉、粉葛、葛根、菊苣、罗汉果、西洋参、小蓟、薏苡仁、余甘子。

平性药食两用品种：白扁豆花、白果、赤小豆、代代花、党参、阿胶、榧子、蜂蜜、茯苓、甘草、枸杞子、黄精、荷叶、黑芝麻、火麻仁、鸡内金、桔梗、莱菔子、莲子、灵芝、麦芽、芡实、青果、山药、酸枣仁、桃仁、天麻、乌梅、乌梢蛇、西红花、郁李仁、枳椇子。

---

① 根据《既是食品又是药品的物品名单》，枣包括大枣、酸枣、黑枣。本书根据临床实际应用需求，仅讨论大枣。

② 根据《既是食品又是药品的物品名单》，杏仁包括甜杏仁、苦杏仁。本书根据临床实际应用需求，仅讨论苦杏仁。

第一节　温性药食两用品种

一、八角茴香

【来源】本品为木兰科植物八角茴香的干燥成熟果实。

【别名】八角、大茴香、八角茴等。

【性味归经】味辛，性温。归肝、肾、脾、胃经。

【功效】温阳散寒，理气止痛。

【应用】用于寒疝腹痛，肾虚腰痛，胃寒呕吐，脘腹冷痛等。

【用法】煎汤，或入丸剂、散剂。

【用量】3～6g。

【注意事项】阴虚火旺者禁食，偏阳体质者慎食。肺胃有热及热毒盛者禁食。多食损目发疮。

【临床应用举例】茴香丸（出自《宣明论方》）。

组成：茴香（炒）7.5g，良姜 7.5g，官桂（肉桂）7.5g，苍术（汁浸）15g。

用法：将上述药物粉碎为细末，酒煮面糊为丸，如梧桐子大，每服 30 丸，空心温酒送下，每日 2 次。

功效：温经散寒，行气止痛。

临床应用：主治寒凝气滞证。常用于腹股沟疝、睾丸鞘膜积液、精索静脉曲张等属寒凝气滞者，女性原发性痛经、月经不调等属寒凝气滞者。

注意事项：阴虚火旺者忌用。服药期间，应避免食用生冷、油腻食物。

二、白扁豆

【来源】本品为豆科植物扁豆的干燥成熟种子。

【别名】羊眼豆、蛾豆、白蛾豆、南扁豆、藤豆等。

【性味归经】味甘，性微温。归脾、胃经。

【功效】炒用：健脾止泻；生用：消暑，养胃，解毒。

【应用】用于脾胃虚弱，食欲不振，大便溏泄，白带过多，暑湿吐泻，胸闷腹胀等。

【用法】煎汤，或鲜品捣研绞汁，或入丸剂、散剂。

【用量】9～15g。

【注意事项】禁忌生食，必须煮熟或炒熟食用，否则会导致食物中毒。

【临床应用举例】参苓白术散（出自《太平惠民和剂局方》）。

组成：人参（去芦）1000g，白术（炒）1000g，白茯苓1000g，山药1000g，莲子肉（去皮）500g，白扁豆（姜汁浸，去皮，微炒）750g，薏苡仁500g，砂仁500g，桔梗（炒至深黄色）500g，炙甘草1000g。

用法：上为细末，每服6g，枣汤调下。小儿按岁数加减服之。现代用法：多作汤剂，按原方比例酌定用量，水煎服。

功效：益气健脾，渗湿止泻。

临床应用：主治脾虚湿盛证。症见饮食不化，胸脘痞闷，肠鸣泄泻，四肢乏力，形体消瘦，面色萎黄。常用于慢性胃肠炎、消化性溃疡、消化不良、慢性肝炎、慢性肾炎及女性带下病等属脾虚湿盛者。

注意事项：湿热内蕴所致的泄泻、厌食、水肿及痰火咳嗽者不宜使用。

三、白芷

【来源】本品为伞形科植物白芷或杭白芷的干燥根。

【别名】芷、芳香、苻蓠、泽芬、香白芷等。

【性味归经】味辛，性温。归胃、大肠、肺经。

【功效】解表散寒，祛风止痛，宣通鼻窍，燥湿止带，消肿排脓。

【应用】用于感冒头痛，眉棱骨痛，鼻塞流涕，鼻衄，鼻渊，牙痛，带下，疮疡肿痛等。

【用法】煎汤，或入丸剂、散剂。

【用量】3～9g。

【注意事项】血虚有热、阴虚火旺、阴虚阳亢头痛者禁食。

【临床应用举例】都梁丸（出自《是斋百一选方》）。

组成：香白芷（大块，择白色新洁者，先以棕刷刷去尘土，用沸汤泡洗四五遍）。

用法：洗净后研细末，炼蜜为丸，如弹子大（约9g），每次1丸，用荆芥煎腊茶（一种宋代茶饮）送服，细嚼咽下。亦可干嚼咽服，食后服用，无特殊禁忌。

功效：祛风散寒，通窍止痛，缓解鼻塞、头目昏重。

临床应用：对感冒、鼻炎引起的头痛、鼻塞有效，适用于血管神经性头痛，遇风寒加重的偏头痛，以及痛经、妇人血风头痛等。

注意事项：阴虚阳亢、肝火上炎所致头痛者不宜食用，孕妇慎用（白芷辛温，可能动胎气），忌辛辣、生冷食物。

四、草果

【来源】本品为姜科植物草果的干燥成熟果实。

【别名】草果仁、草果子、老蔻等。

【性味归经】味辛，性温。归脾、胃经。

【功效】燥湿温中，截疟除痰。

【应用】用于寒湿内阻，脘腹胀痛，痞满呕吐，疟疾寒热，瘟疫发热等。

【用法】煎汤，或入丸剂、散剂。

【用量】3～6g。

【注意事项】阴虚内热及血虚者禁食。

【临床应用举例】草果养脾汤（出自《魏氏家藏方》）。

组成：草果仁 15g，茯苓 15g，缩砂仁 15g，桔梗 0.3g，甘草 45g，生姜 180g。用白面 120g 一同拌和，罨一宿，炒黄。

注：罨一宿，指将生姜与白面拌匀后闷置一夜，使其充分吸收药性。炒黄可减轻生姜的辛散之性，增强温中止呕的作用。

用法：将上述药物研为细末，混合均匀。每次取 3g，用沸水冲服。

功效：健脾化痰，开胃进食。

临床应用：主治脾胃虚弱导致的脘腹胀满、食欲不振、消化不良，痰湿内阻导致的咳嗽痰多、舌苔白腻。常用于慢性胃炎、功能性消化不良等。

注意事项：阴虚内热者慎用。本品不宜过量久服，以免伤阴助热。孕妇及体质特殊者应在医生指导下使用。

五、大枣

【来源】本品为鼠李科植物枣的干燥成熟果实。

【别名】干枣、美枣、良枣、红枣等。

【性味归经】味甘，性温。归脾、胃、心经。

【功效】补中益气，养血安神。

【应用】用于脾虚食少，乏力，便溏，妇人脏躁等。

【用法】煎汤，或入丸剂、散剂、膏剂。

【用量】6～15g。

【注意事项】凡痰湿、痰凝、湿热、食滞、齿病、虫病者均不宜食用。

【临床应用举例】甘麦大枣汤（出自《金匮要略》）。

组成：甘草 9g，小麦 15g，大枣 10 枚。

用法：将药材洗净后，加适量水用小火慢煎，去渣取汁，早晚温服，最后吃掉大枣。

功效：养心安神，和中缓急。

临床应用：主治妇人脏躁，表现为精神恍惚，常悲伤欲哭，不能自主，心中烦乱，睡眠不安，甚则言行失常，哈欠频作，舌红苔少等。常用于癔症、更年期综合征、神经衰弱、小儿夜啼等属心阴不足、肝气失和者，还可用于治疗精神分裂症、焦虑症、抑郁症等精神神经系统疾病。

注意事项：痰火内盛之癫狂证者不宜使用。血糖偏高者应谨慎饮用。阴虚火旺者也需慎用。

六、当归

【来源】本品为伞形科植物当归的干燥根。

【别名】岷当归、干归、马尾归、云归、西当归等。

【性味归经】味甘、辛，性温。归肝、心、脾经。

【功效】补血活血，调经止痛，润肠通便。酒制当归：活血通经。

【应用】用于血虚萎黄，眩晕，心悸，月经不调，经闭，痛经，虚寒腹痛，风湿痹痛，跌仆损伤，痈疽，疮疡，肠燥便秘等。酒制当归用于经闭，痛经，风湿痹痛，跌仆损伤。

【用法】煎汤，或入丸剂、散剂，或浸酒，或熬膏。

【用量】6～12g。

【注意事项】热盛出血者禁食，湿盛肿满及大便溏泄者慎食。

【临床应用举例】当归黄芪乌鸡汤（出自《内外伤辨惑论》）。

组成：黄芪 30g，当归 6g，乌鸡 1 只。

用法：先将乌鸡处理干净，切成小块，将黄芪、当归洗净，与乌鸡一同放入锅中，加适量清水，大火煮开后转小火炖煮 1.5～2 小时，至鸡肉熟烂，调味后食用，每日 1～2 次。

功效：补气生血。

临床应用：主治劳倦内伤、血虚气弱。常用于贫血、低血压、白细胞减少症等属气血两虚者。

注意事项：实证、热证者不宜服用，以免加重病情。服用期间，忌油腻、辛辣、生冷食物，以免影响药效。感冒发热时应暂停服用。对当归、黄芪等过敏者禁用。孕妇、哺乳期女性应在医生指导下进行。

七、刀豆

【来源】本品为豆科植物刀豆的干燥成熟种子。

【别名】刀豆子、大刀豆、刀豆角等。

【性味归经】味甘，性温。归胃、肾经。

【功效】温中，下气，止呃。

【应用】用于虚寒呃逆，呕吐等。

【用法】煎汤，或入丸剂、散剂，或烧灰存性研末。

【用量】6～9g。

【注意事项】忌生食，必须煮熟或炒熟食用，否则会导致食物中毒。胃热、肝火旺盛者慎食。

【临床应用举例】刀豆猪腰方（出自《重庆草药》）。

组成：刀豆2粒（6～9g），猪腰1对（鲜品），荷叶适量。

用法：将猪腰洗净，剖开去筋膜，每只猪腰塞入1粒刀豆，外层包裹荷叶（防止烧焦，并增强健脾作用），微火煨熟或隔水炖熟，加少许盐调味。早晚空腹各服1个猪腰，连汤食用。

功效：温肾助阳，强腰止痛，固摄缩尿。

临床应用：主治肾虚腰痛、遗尿、尿频、耳鸣、耳聋。常用于肾虚型遗尿、慢性肾炎、前列腺增生等的辅助治疗。

注意事项：胃热炽盛、阴虚火旺者忌用。高脂血症、急性肾炎、尿路感染患者忌用。猪腰需彻底去净筋膜及臊腺，并用白酒或姜汁浸泡去腥。刀豆必须煮熟，避免皂苷中毒。

八、丁香

【来源】本品为桃金娘科植物丁香的干燥花蕾。

【别名】公丁香、丁子香、雄丁香等。

【性味归经】味辛，性温。归脾、胃、肺、肾经。

【功效】温中降逆，补肾助阳。

【应用】用于脾胃虚寒，呃逆，呕吐，食少，吐泻，心腹冷痛，肾虚阳痿等。

【用法】内服：煎汤，或入丸剂、散剂。外用：研末外敷。

【用量】内服：1 ～ 3g。外用：适量。

【注意事项】不宜与郁金同食。阳盛、阴虚内热者慎食。

【临床应用举例】丁香柿蒂散（出自《伤寒全生集》）。

组成：丁香 4.5g，柿蒂 4.5g，茴香 3g，干姜 3g，高良姜 3g，陈皮 3g。

用法：将上述药物研为细末，混合均匀，每次取适量（3 ～ 6g），用热姜汤送服，若呃逆未止，可再次服用。

功效：温中散寒，降逆止呃，理气和中。

临床应用：常用于顽固性呃逆属寒证者，胃寒呕吐伴呃逆、脘腹冷痛者，功能性消化不良、膈肌痉挛等属寒性者。

注意事项：热证呃逆（如口干、舌红苔黄）者不宜使用。阴虚火旺者慎用。孕妇应在医生指导下使用。服药期间忌生冷、油腻食物。

九、杜仲叶

【来源】本品为杜仲科植物杜仲的干燥叶。

【别名】无。

【性味归经】味微辛，性温。归肝、肾经。

【功效】补肝肾，强筋骨。

【应用】用于肝肾不足，头晕目眩，腰膝酸痛，筋骨痿软等。

【用法】煎汤，或入丸剂、散剂。

【用量】10 ～ 15g。

【注意事项】血压偏低者慎食或禁食。

【临床应用举例】杜仲爆羊腰（出自《箧中方》）。

组成：杜仲叶 15g，五味子 6g，羊腰 500g，葱、姜、料酒、酱油、芡粉汁、素油各适量。

用法：将杜仲叶、五味子加水煎煮 40 分钟，去渣后浓缩成稠汁备用；将羊腰去筋膜、臊腺，切腰花，裹芡粉汁后爆炒至嫩熟，加入浓缩的药汁、酱油、葱、姜、料酒等调味出锅。分顿食用，可佐餐服用。

功效：补肝益肾，强腰壮骨，温肾助阳。

临床应用：主治肾虚体弱，症见腰膝酸软、头晕耳鸣、精神萎靡、阳痿、早泄。常用于慢性肾炎、骨质疏松症、男性性功能减退、腰椎间盘突出症、腰肌劳损的辅助治疗。

注意事项：湿热体质，症见口苦、尿赤者慎用。服药期间忌生冷、辛辣刺激性食物。本品不宜过量食用。

十、佛手

【来源】本品为芸香科植物佛手的干燥果实。

【别名】佛手柑、佛手香橼、蜜罗柑、福寿柑、五指柑等。

【性味归经】味辛、苦、酸，性温。归肝、脾、胃、肺经。

【功效】疏肝理气，和胃止痛，燥湿化痰。

【应用】用于肝胃气滞，胸胁胀痛，胃脘痞满，食少呕吐，咳嗽痰多等。

【用法】煎汤，或入丸剂、散剂，或泡茶饮用。

【用量】3 ～ 10g。

【注意事项】阴虚有火、无气滞症状者慎食。

【临床应用举例】佛手柑粥（出自《宦游日札》）。

组成：佛手 15g（鲜品 30g），粳米 100g，冰糖适量。

用法：将佛手洗净，加水煎汤，去渣后与淘洗干净的粳米一同放入锅中，加适量水，用大火煮沸后转用小火熬煮成粥，加入冰糖调味。每日 1 剂，分 2 次服用。

功效：疏肝理气，和胃止痛。

临床应用：常用于消化不良、慢性胃炎、胃十二指肠溃疡等属于肝郁气滞、脾胃不和者。

注意事项：佛手柑粥性偏温，阴虚火旺者不宜多食。服药期间，应避免食用辛辣、油腻、生冷等刺激性食物，以免影响药效。若使用鲜佛手，应注意其新鲜度，避免使用变质的食材。孕妇应在医生指导下食用。

十一、蝮蛇

【来源】本品为蝰科动物蝮蛇除去内脏的干燥体。

【别名】虺、土锦、土虺蛇、草上飞等。

【性味归经】味甘，性温；有毒。归脾、肝经。

【功效】祛风通络，止痛解毒。

【应用】用于风湿痹痛，麻风，瘰疬，疮疖，疥癣，痔疾，肿瘤等。

【用法】内服：浸酒，或入丸剂、散剂，或烧存性，研成细粉。外用：油浸、酒渍，或者烧存性，研末，调和外敷患处。

【用量】内服：浸酒，每条蝮蛇用 60%vol 白酒 1000mL 浸泡 3 个月，每次饮酒 5～10mL，每日饮酒 1～2 次；或烧存性，研成细粉，每次服用 0.5～1.5g，每日服用 2 次。外用：适量。

【注意事项】不可过量服食。阴虚血亏者慎食。孕妇禁食。

【临床应用举例】蝮蛇追风丸（出自《医宗金鉴》）。

组成：蝮蛇（焙干研末）30g，全蝎 15g，蜈蚣 10g，天麻 20g，防风 20g，黄酒适量。

用法：将诸药研为细末，炼蜜为丸，每丸重 3g，每次 1 丸（3g），每日 2 次，温黄酒送服，7 日为 1 个疗程。

功效：搜风通络，活血止痛，止痉舒筋。

临床应用：主治风痹，症见关节游走性疼痛，遇风加重者；中风后遗症，症见半身不遂，筋脉拘急；破伤风（轻症），症见牙关紧闭，角弓反张；顽固性头痛。常用于风湿性关节炎、类风湿关节炎、周围神经病变、带状疱疹后遗神经痛等。

注意事项：孕妇禁用。阴虚火旺者忌服。蝮蛇需炮制（酒浸或焙干）减毒，不可生用。严格控量，每日不超过 6g，防止神经毒性。

十二、覆盆子

【来源】本品为蔷薇科植物华东覆盆子的干燥果实。

【别名】覆盆、乌藨子、笋藨子等。

【性味归经】味甘、酸，性温。入肝、肾、膀胱经。

【功效】益肾，固精，缩尿，养肝，明目。

【应用】用于肾虚不固，遗精，滑精，遗尿，尿频，阳痿，早泄，肝肾不足，目暗昏花等。

【用法】煎汤，或入丸剂、散剂、膏剂，或浸酒。

【用量】6～12g。

【注意事项】阴虚火旺、膀胱蕴热、小便短涩者慎食。

【临床应用举例】五子衍宗丸（出自《丹溪心法》）。

组成：枸杞子240g，菟丝子（酒蒸，捣饼）240g，五味子（研碎）120g，覆盆子120g，车前子（扬净）60g。

用法：将药物研为细末，炼蜜为丸，如梧桐子大，空腹时用淡盐汤或温酒送服，每次9g，每日2～3次。本品成药有多种剂型，如丸剂、胶囊剂等，以常见的水蜜丸为例，一般每次服6g，每日2次，具体用法用量需根据不同剂型和药品说明书及医生建议为准。

功效：补肾益精。

临床应用：常用于肾虚精亏导致的男性阳痿、遗精、早泄、不育、性功能障碍、慢性前列腺炎等，女性月经不调、闭经、不孕，中老年人腰膝酸软、头晕耳鸣、记忆力减退等。

注意事项：感冒发热患者不宜服用。有高血压、心脏病、肝病、糖尿病、肾病等慢性病患者应在医生指导下服用。对本品过敏者禁用，过敏体质者慎用。

十三、花椒

【来源】本品为芸香科植物青椒或花椒的干燥成熟果皮。

【别名】大椒、秦椒、蜀椒、川椒、南椒、汉椒、香椒、大花椒、椒目等。

【性味归经】味辛，性温。归脾、胃、肾经。

【功效】温中止痛，杀虫止痒。

【应用】用于脘腹冷痛，呕吐，泄泻，虫积腹痛等；外治湿疹，阴痒。

【用法】内服：煎汤，或入丸剂、散剂。外用：煎汤熏洗。

【用量】内服 3～6g。外用：适量。

【注意事项】阴虚火旺者禁食。孕妇慎食。

【临床应用举例】大建中汤（出自《伤寒杂病论》）。

组成：蜀椒（炒去汗）6～10g，干姜 10～15g，人参 6～10g，饴糖（胶饴）30g。

用法：将蜀椒、干姜、人参 3 味混合，加水 800mL，煎取 400mL，去滓，加入饴糖 30g，微火煎至 300mL。分 2 次温服，间隔约 1 小时。服药后可饮热粥 400mL 助药力。当日宜食糜粥，忌生冷硬物，并注意保暖（温覆）。

功效：温中补虚，散寒止痛，降逆止呕。

临床应用：主治中阳衰弱、阴寒内盛之脘腹疼痛。常用于治疗消化系统疾病，如肠梗阻、胃溃疡、慢性胃炎、十二指肠溃疡等属中阳衰弱、阴寒内盛者。

注意事项：本方辛甘温热之性较强，素体阴虚者慎用；实热证者不宜食用。阴虚内热（舌红少苔、口干咽燥）者禁用；实热腹痛（如急性阑尾炎、胰腺炎）者不宜使用；湿热积滞（苔黄腻、便秘）者忌用。蜀椒需炒去汗减其燥烈之性。饴糖易助湿，痰湿中满者慎用。服药后需温覆、食糜粥，避免寒邪复侵。

十四、化橘红

【别名】化州橘红、化皮、柚皮橘红、兴化红。

【来源】本品为芸香科植物化州柚或柚的未成熟或近成熟的干燥外层果皮。前者习称"毛橘红"，后者习称"光七爪""光五爪"。夏季果实未成熟时采收，置沸水中略烫后，将果皮割成 5 或 7 瓣，除去果瓤及部分中果皮，压制成形，干燥。

【性味归经】味辛、苦，性温。归肺、脾经。

【功效】散寒，燥湿，利气，消痰。用于风寒咳嗽，喉痒痰多，食积伤酒，呕恶痞闷。

【用法】煎汤，或入丸剂、散剂。

【用量】3～6g。

【注意事项】阴虚火旺症见口干舌红、潮热盗汗者禁用，实热证表现为高热、便秘、舌苔黄厚者不宜使用。气虚及阴虚有燥痰者不宜服。

【临床应用举例】橘红丸（出自《北京市中药成方选集》）。

组成：化橘红720g，贝母480g，茯苓480g，麦冬480g，杏仁（去皮，炒）480g，生石膏480g，瓜蒌皮480g，橘皮480g，生地黄480g，桔梗360g，紫菀360g，法半夏360g，紫苏子（炒）360g，甘草240g，冬花240g。

用法：将上述药物研为细末，炼蜜为丸，重6g，蜡皮封固。每服2丸，用温开水送下，日2次。

功效：清肺祛湿，止嗽化痰。

临床应用：主治肺胃湿热，咳嗽痰盛，胸中结满，饮食无味。

注意事项：服药期间忌生冷、油腻食物，以免加重寒湿。孕妇慎用。

十五、黄芥子

【来源】本品为十字花科植物芥的干燥成熟种子。

【别名】芥子、芥菜子、青菜子等。

【性味归经】味辛，性温。归肺经。

【功效】温肺豁痰，利气散结，通络止痛。

【应用】用于寒痰咳喘，悬饮胸胁胀痛，痰滞经络，关节麻木、疼痛，痰湿流注，阴疽肿毒等。

【用法】内服：煎汤，或入丸剂、散剂。外用：研末调敷。

【用量】内服：3～9g。外用：适量。

【注意事项】久咳肺虚及阴虚火旺者忌食。食用过量可致呕吐。

【临床应用举例】芥子末醋方（出自《单方验方新医疗法选编》）。

组成：黄芥子末 30g，醋适量。

用法：将 30g 黄芥子末放入容器中，先用少量开水将其湿润、调匀。然后逐渐加入醋，边加边搅拌，直至调成稠度适中、易于摊开的糊状。取一块干净的布，将调好的黄芥子末醋糊均匀地摊在布上，厚度 0.3 ～ 0.5cm。然后在药糊上再覆盖一层纱布（目的是防止药糊直接粘连皮肤，也便于取下）。将准备好的药布贴敷于关节疼痛最明显的部位。贴敷时间严格控制在 3 小时以内。3 小时后，必须及时将药布取下，用温水清洁干净皮肤上的药渣。一般每隔 3 ～ 5 天贴敷 1 次，不可过于频繁使用。具体疗程视病情和皮肤反应而定，一般建议以症状改善为度，不宜长期连续使用。

功效：温经散寒，通络止痛。

临床应用：主治寒湿痹阻型关节炎。常用于骨性关节炎、类风湿关节炎、风湿性关节炎、肩周炎、腰腿痛等中医辨证属寒湿痹阻者，主要表现为关节局部不红或微红不热，疼痛性质以冷痛、酸痛、重着为主，遇阴雨天或寒冷环境加重。

注意事项：严格把控时间，3 小时以内必须取下。这是防止皮肤灼伤的关键。黄芥子末对皮肤刺激性很强，时间过长极易引起严重水疱、红肿甚至溃烂。敷药后局部皮肤会感到灼热、发红，这是正常反应。但如果出现难以忍受的刺痛或灼痛，无论有没有到 3 小时，应立即取下。若出现较大水疱，需按烫伤处理，消毒后刺破（或由医生处理），涂抹烫伤膏，保持清洁干燥，防止感染。皮肤过敏者，皮肤娇嫩者（如小儿），皮肤有破损、溃疡、感染、皮疹者禁用。关节局部红肿热痛明显（属湿热痹阻或热毒炽盛）者禁用。孕妇、体质极度虚弱者慎用或禁用。

十六、黄芪

【来源】本品为豆科植物蒙古黄芪或膜荚黄芪的干燥根。

【别名】绵黄芪、黄耆、绵芪等。

【性味归经】味甘，性微温。归脾、肺经。

【功效】补气升阳，益卫固表，利水消肿，生津养血，行滞通痹，托毒排脓，敛疮生肌。

【应用】用于气虚乏力，食少，便溏，水肿，尿少，中气下陷，久泻，脱肛，便血，崩漏，肺气虚弱，咳喘，气短，表虚自汗，内热消渴，血虚萎黄，气血两虚，气虚血滞，半身不遂，痹痛，麻木，气血亏虚，痈疽难溃或久溃不敛等。

【用法】煎汤，或入丸剂、散剂、膏剂。

【用量】9～30g。

【注意事项】凡表实邪盛、饮食停滞、肝郁气滞、肠痈初起或溃后热毒尚盛等实证及阴虚阳亢者均慎食。

【临床应用举例】黄芪六一汤（出自《太平惠民和剂局方》）。

组成：黄芪（去芦，蜜炙）180g，甘草（炙）30g，大枣1枚（煎汤时加入）。

用法：将黄芪、甘草研为粗末，每次取6g，加水约200mL，大枣1枚，煎至约150mL，去滓温服，不拘时间；或黄芪18g，炙甘草3g，水煎服，可加红枣2枚；或制成散剂，每次6g，温水送服，不拘时间。

功效：补气生血，生津止渴，固表止汗，托毒生肌。

临床应用：主治诸虚不足，肢体劳倦，胸中烦悸，唇口干燥，面色萎黄，不能饮食。常用于痈疽、疮疖、消化性溃疡、糖尿病周围神经病变、汗证等属气血不足者。

注意事项：本方重在补益，实邪亢盛者不宜食用。实证（表实邪盛、湿热积滞、痈疽初起热毒炽盛）者忌用。阴虚火旺（舌红少苔、口干咽燥）者慎用。长期服用需监测血压。

十七、藿香

【来源】本品为唇形科植物藿香的干燥地上部分。

【别名】土藿香、川藿香、苏藿香、野藿香、猫尾巴香等。

【性味归经】味辛，性微温。归脾、胃、肺经。

【功效】芳香化湿，和中止呕，发表解暑。藿香叶：偏于解表；藿香梗：偏于和中止呕。

【应用】用于湿浊中阻，脘腹痞闷，呕吐，暑湿表证，湿温初起，发热倦怠，胸闷不舒，寒湿闭暑，腹痛吐泻，鼻渊，头痛等。

【用法】煎汤，或入丸剂、散剂。

【用量】3～9g。

【注意事项】阴虚火旺者禁食。

【临床应用举例】回生散（出自《是斋百一选方》）。

组成：陈皮（去白）12g，藿香叶12g。

用法：将上药研为粗末，每次取15g，加水约300mL，煎至约200mL，温服，不拘时候。

功效：芳香化湿，理气和胃。

临床应用：主治中气不和，霍乱吐泻，脘腹疼痛。常用于急性胃肠炎、夏季感冒、消化不良、妊娠呕吐等。

注意事项：湿热型吐泻（舌红苔黄腻、口渴）者不宜食用。气虚、阴虚（口干、乏力、舌红少苔）者慎用。用于孕妇妊娠吐泻时需辨证准确，避免误治。

十八、姜黄

【来源】本品为姜科植物姜黄的干燥根茎。

【别名】毛姜黄、黄丝郁金、黄姜等。

【性味归经】味辛、苦，性温。归肝、脾经。

【功效】破血行气，通经止痛。

【应用】用于胸胁刺痛，胸痹心痛，痛经，经闭，癥瘕，跌仆肿痛，风湿肩臂疼痛等。

【用法】煎汤，或入丸剂、散剂。

【用量】3～9g。

【注意事项】血虚、无气滞血瘀者及孕妇慎食。

【临床应用举例】调经姜黄散（出自《圣济总录》）。

组成：姜黄15g，丁香15g，当归（切，焙）15g，芍药15g。

用法：将上药研为细末，每服3～4g，以温酒调下，不拘时候。建议在月经将至前服用。

功效：调和营血，活血通经，温经止痛。

临床应用：主治女性月经推迟、量少、行经不畅。常用于多囊卵巢综合征、子宫内膜异位症、气滞血瘀型痛经等。

注意事项：孕妇忌用。血虚无瘀者慎用。服药期间忌食生冷、油腻食物，以免影响药效。姜黄中的姜黄素具有抗炎、抗凝作用，长期大量服用可能影响凝血功能，需遵医嘱。

十九、橘红

【来源】本品为芸香科植物橘及其栽培变种的外层果皮。

【别名】陈橘红、广橘红、芸皮、芸红等。

【性味归经】味辛、苦，性温。归肺、脾经。

【功效】理气宽中，燥湿化痰。

【应用】用于咳嗽痰多，食积，伤酒，呕恶，痞闷等。

【用法】煎汤，或入丸剂、散剂。

【用量】3～9g。

【注意事项】阴虚燥咳及久咳气虚者禁食。

【临床应用举例】橘红散（出自《魏氏家藏方》）。

组成：橘红皮（去白）120g，甘草（炙）120g，茴香（淘去沙，炒）60g，白术（炒）60g，高良姜（炒）30g，姜黄30g，白芷30g。

用法：将上药共研为细末，过筛备用，每次取6g，加盐少许，以沸汤（热开水）调服。饭前服用，以增强健脾和胃之效。

功效：温胃散寒，行气健脾。

临床应用：主治脾胃虚寒所致脘腹冷痛、喜温喜按、呕吐清水，气滞不舒导致的胸膈痞闷、嗳气频作、食欲减退。常用于慢性胃炎、功能性消化不良属脾胃虚寒证，功能性胃肠病属气滞证。

注意事项：阴虚火旺（口干舌红、潮热盗汗）者禁用，实热证（高热、便秘、舌苔黄厚）者不宜使用。服药期间忌生冷、油腻食物，以免加重寒湿。孕妇慎用。

二十、橘皮

【来源】本品为芸香科植物橘及其栽培变种的干燥成熟果皮。

【别名】陈皮、贵老、黄橘皮、红皮等。

【性味归经】味苦、辛，性温。归脾、肺经。

【功效】理气健脾，燥湿化痰。

【应用】用于脘腹胀满，食少，吐泻，咳嗽痰多等。

【用法】煎汤，或入丸剂、散剂。

【用量】3～10g。

【注意事项】气虚、阴虚燥咳及吐血证者慎食。

【临床应用举例】橘皮散（出自《医方类聚》）。

组成：陈橘皮（去瓤）15g，人参15g，生姜1片。

用法：将上药锉细（切碎或研磨成粗末），用水200～300mL煎至100～150mL，去滓后稍热服，不拘时候（可随时服用，无严格时间限制）。

功效：和胃降逆，益气健脾，温中止呕。

临床应用：主治胃虚呕哕不止，伴食欲不振、脘腹冷痛、乏力、舌淡苔白等。常用于慢性胃炎、功能性消化不良等属于脾胃虚寒证。

注意事项：胃热呕吐（口干、舌红苔黄）者不宜食用。实热证或阴虚火旺者慎用。服药期间忌食生冷、油腻食物，以免影响药效。

二十一、苦杏仁

【来源】本品为蔷薇科植物山杏、西伯利亚杏、东北杏或杏的干燥成熟种子。

【别名】杏核仁、杏子、苦杏仁等。

【性味归经】味苦，性微温；有小毒。归肺、大肠经。

【功效】降气，止咳，平喘，润肠通便。

【应用】用于咳嗽气喘，胸满痰多，肠燥便秘等。

【用法】煎汤，或入丸剂、散剂。

【用量】5～10g。

【注意事项】苦杏仁用时须打碎。阴虚咳嗽及大便溏泄者忌食。婴儿慎食。过量食用可以导致中毒。

【临床应用举例】杏仁萝卜子丸（出自《丹溪心法》）。

组成：苦杏仁（去皮、尖）15g，萝卜子（莱菔子）15g，粥（稻米）适量（用于制丸或煎汤）。

用法：将苦杏仁、莱菔子研末，加米粥捣匀，制成梧桐子大的丸剂，每次50丸，白汤（温水）送服；或苦杏仁12g，炒莱菔子12g，加稻米1把，水煎至米熟，取汁分3次温服。

功效：宣肺降气，化痰止咳。

临床应用：主治气壅痰盛咳嗽，表现为咳嗽痰多、胸闷气促、舌苔厚腻（白或黄）、脉滑或弦。常用于风寒或食积型感冒、急慢性支气管炎、痰湿壅肺型哮喘、小儿食积咳嗽。

注意事项：肺阴虚燥咳（干咳无痰、咽干舌红）及气虚明显者慎用。苦杏仁含微量氢氰酸，需去皮、尖，并控制用量，以避免中毒。

二十二、龙眼肉

【来源】本品为无患子科植物龙眼的假种皮。

【别名】龙眼、益智、桂圆、圆眼等。

【性味归经】味甘，性温。归心、脾经。

【功效】补益心脾，养血安神。

【应用】用于气血不足，心悸，怔忡，健忘，失眠，血虚萎黄等。

【用法】煎汤，或入丸剂、散剂、膏剂，或浸酒。

【用量】9～15g。

【注意事项】内有痰火及湿滞停饮者忌食，痰饮胀满者慎食。

【临床应用举例】龙眼肉粥（出自《老老恒言》）。

组成：龙眼肉（桂圆肉）15g，大枣 3 ～ 5 枚，粳米 60g。

用法：将粳米放入锅中，加入适量清水，大火煮沸后，转小火慢熬。待粥煮至半熟（米粒开花，粥汤稍稠）时，加入准备好的龙眼肉和大枣。继续用小火熬煮，直至粥变得香糯稠滑，龙眼肉和大枣的滋味充分融入粥中。每日食用 1 ～ 2 次。晨起空腹或睡前 1 ～ 2 小时食用。

功效：养心安神，健脾补血。

临床应用：主治心脾两虚证，症见心悸、心慌、怔忡、失眠、多梦、易醒、健忘、注意力不集中、精神疲倦。常用于亚健康状态调理、贫血的辅助治疗、心脾两虚型失眠症、功能性消化不良、慢性肠炎、神经衰弱的辅助调养。

注意事项：外感发热期间暂停食用。痰火内盛、湿热蕴结者及阴虚火旺者慎用。糖尿病患者慎用或禁用。儿童可酌情减量服用。

二十三、玫瑰花

【来源】本品为蔷薇科植物玫瑰的干燥花蕾。

【别名】徘徊花、笔头花、湖花、刺玫花等。

【性味归经】味甘、微苦，性温。归肝、脾经。

【功效】行气解郁，和血，止痛。

【应用】用于肝胃气滞疼痛，食少，呕恶，月经不调，跌仆伤痛等。

【用法】煎汤，或浸酒，或泡茶饮用，或入丸剂、散剂。

【用量】3 ～ 6g。

【注意事项】阴虚火旺者禁食。

【临床应用举例】玫瑰花烤羊心（出自《饮膳正要》）。

组成：羊心 1 枚，鲜玫瑰花 50g（或干品 15g），盐、料酒等各适量。

用法：将玫瑰花洗净，加适量水熬煮，煮成玫瑰汁，放入盐，待冷备用。将羊心洗净，切成小块，用竹签串好，蘸玫瑰汁和料酒，在火上反复烤制，至羊心熟透，即可食用，可根据个人食量适量食用。

功效：补心安神，疏肝理气。

临床应用：心血亏虚、肝郁气滞所致的心悸、失眠、胸闷、胁痛等。对于因情绪不畅、压力过大导致的轻度失眠、焦虑，以及伴有胸闷不舒等症状的人群，可将其作为食疗方适当食用。

注意事项：羊心性温，玫瑰花烤羊心整体偏温性，所以体内有实热、阴虚火旺者不宜多食，以免加重体内热邪。此外，烤制食品不宜过量食用，以免增加肠胃负担，且在制作过程中要注意火候，避免烤焦产生有害物质。

二十四、木瓜

【来源】本品为蔷薇科植物贴梗海棠的干燥近成熟果实。

【别名】宣木瓜、皱皮木瓜、铁脚梨等。

【性味归经】味酸，性温。归肝、脾经。

【功效】舒筋活络，和胃化湿。

【应用】用于湿痹拘挛，腰膝关节酸重疼痛，暑湿吐泻，转筋挛痛，脚气水肿等。

【用法】煎汤，或入丸剂、散剂。

【用量】6～9g。

【注意事项】多食可损伤牙齿、骨骼。

【临床应用举例】木瓜槟榔丸（出自《太平圣惠方》）。

组成：槟榔60g，木香30g，木瓜（大者）1枚，吴茱萸15g。

用法：将槟榔、木香、吴茱萸研为细末，选取大个木瓜，切下顶部作盖，挖去内瓤，将药末填入木瓜中，盖上切下的盖子，用竹签固定，放入饭甑中蒸至烂熟，蒸好后削去木瓜皮，将内容物细研，制成梧桐子大小的丸剂。服用方法为每次30丸，用温酒送服，时间不拘服用。

功效：行气导滞，化湿利水，和胃降逆，舒筋活络。

临床应用：常用于湿性脚气病（由湿浊内停引起的脚气病，表现为下肢肿胀、麻木、疼痛等）伴有消化系统症状；下肢水肿伴心烦、纳差；湿浊中阻型胃肠功能紊乱；慢性心力衰竭引起的下肢水肿；淋巴回流障碍导致的下肢肿胀；湿浊邪气向上侵犯，影响中上焦功能；湿浊上扰心神，出现心烦、胸闷，甚至神志异常等。

注意事项：孕妇慎用，阴虚火旺者不宜服用，对组方药物过敏者禁用，不宜长期连续服用，症状缓解后应减量或停药，服用期间忌食生冷、油腻食物，温酒送服可增强药效，但不善饮酒者可用温水代替，过量服用可能导致胃肠不适，脚气病严重者应及时就医，避免延误治疗。

注：此处所言脚气病是一种由于硫胺素（维生素 B_1）严重缺乏导致的营养缺乏性疾病，主要影响心血管和神经系统。脚气病包括以周围神经病变为主的干性脚气病，主要症状为四肢对称性感觉异常（刺痛、烧灼感、麻木），肌肉无力、萎缩，严重时步态不稳，腱反射减弱或消失；以心血管系统症状为主的湿性脚气病，主要症状为水肿（下肢、全身）、呼吸困难、心悸、胸痛等；脑型脚气病。本病与真菌感染引起的脚气（足癣）完全不同，后者需抗真菌治疗。若有疑似症状，应及时就医，避免自行补充维生素而延误其他潜在疾病的诊断。

二十五、人参

【来源】本品为五加科植物人参的干燥根和根茎。

【别名】棒槌、土精、人衔、神草、黄参、血参、地精等。

【性味归经】味甘、微苦，性微温。归脾、肺、心、肾经。

【功效】大补元气，复脉固脱，补脾益肺，生津养血，安神益智。

【应用】用于气虚欲脱，肢冷脉微，脾虚食少，肺虚喘咳，阳痿，宫冷，气虚，津伤口渴，内热消渴，气血亏虚，久病虚羸，心气不足，惊悸，失眠等。

【用法】煎汤，或另煎兑入，或研末，或泡酒，或入丸剂、散剂、膏剂，或研粉吞服，每次 2g，每日 2 次。

【用量】3～9g。

【注意事项】不宜与藜芦、五灵脂、茶同食；不宜与下气破气药同食；实证、热证、湿热内盛及正气不虚者禁食。

【临床应用举例】四君子汤（出自《太平惠民和剂局方》）。

组成：人参（去芦）9g（现代临床常用党参代替人参），白术 9g，茯苓（去皮）9g，甘草（炙）6g。

用法：将上述药物研为细末，每服 6g，加水 200mL，煎至 150mL，口服，不拘时候，入盐少许，白汤亦得。现代用法为水煎服。

功效：健脾益气。

临床应用：常用于慢性胃炎、消化性溃疡、消化不良、慢性腹泻、贫血、术后体虚等属脾胃气虚者。

注意事项：实证、热证者不宜服用；阴虚血热者需慎用；服药期间应避免食用生冷、油腻、辛辣等刺激性食物。

二十六、肉豆蔻

【来源】本品为肉豆蔻科植物肉豆蔻的干燥种仁。

【别名】肉果、玉果、豆蔻、迦拘勒等。

【性味归经】味辛，性温。归脾、胃、大肠经。

【功效】温中行气，涩肠止泻。

【应用】用于脾胃虚寒，久泻不止，脘腹胀痛，食少呕吐等。

【用法】煎汤，或入丸剂、散剂。

【用量】3～10g。

【注意事项】忌铜器。湿热泻痢及阴虚火旺者禁食。气虚者慎食。本品食用过量可导致中毒，出现神昏、瞳孔散大及惊厥。

【临床应用举例】肉豆蔻散（出自《太平圣惠方》）。

组成：肉豆蔻（去壳）7.5g，桂心 7.5g，人参（去芦头）15g，甘草（炙微赤，锉）15g。

用法：将上药捣为粗散，每次服 3g，加水 150mL，加生姜少许，煎至 80mL，去滓温服，不拘服药时间。可改为煎汤剂，按比例调整剂量（如肉豆蔻 3g，人参 6g 等），每日 1～2 次。亦可研为细末，每次 1～2g，用米汤或温水调服。

功效：温中止泻，补脾益气，调和肠胃。

临床应用：小儿呕吐、腹泻伴腹痛（类似于小儿急性胃肠炎），脾胃虚寒吐泻，功能性消化不良，迁延性腹泻等。

注意事项：湿热型吐泻（舌红苔黄、大便臭秽）者不宜使用。急性感染性腹泻（如细菌性痢疾）需结合抗菌药物治疗，不可单用本方。服药期间忌生冷、油腻食物，宜清淡、易消化饮食。婴幼儿用量需谨慎，建议在医生指导下调整剂量。

二十七、肉苁蓉

【来源】本品为列当科植物肉苁蓉或管花肉苁蓉的干燥带鳞叶的肉质茎。

【别名】肉松蓉、大芸、地精、纵蓉等。

【性味归经】味甘、咸，性温。归肾、大肠经。

【功效】补肾阳，益精血，润肠通便。

【应用】用于肾阳不足，精血亏虚，阳痿，不孕，腰膝酸软，筋骨无力，肠燥便秘等。

【用法】煎汤，或入丸剂、散剂、膏剂，或浸酒。

【用量】6～10g。

【注意事项】相火偏旺、胃弱便溏、大便滑泄者慎食。

【临床应用举例】肉苁蓉粥（出自《太平圣惠方》）。

组成：肉苁蓉 60g，粳米 100g，鹿角胶 15g，羊肉 120g。

用法：将肉苁蓉用酒浸泡一夜，刮去表面皱皮，切成细丝；将鹿角胶捣碎后炒至黄燥，研成细末；将羊肉切成细丝备用；将羊肉、肉苁蓉和粳米一同煮粥，待粥将熟时，加入准备好的鹿角胶末，最后用盐、酱油等调味品调和味道，将煮好的粥分成 2 次服用。

功效：温补肾阳，益精填髓，健脾和胃。

临床应用：肾精亏虚导致的阳痿、性功能障碍、慢性疲劳综合征、骨质疏松等。

注意事项：阴虚火旺、相火偏旺，表现为潮热盗汗、五心烦热、口燥咽干、性欲亢进、易激动、失眠多梦等症状者不宜食用。实热证有发热、口渴、便秘等症状者禁用。服用期间应忌食生冷、油腻食物。本品不宜与寒凉药物同用。本品偏于温补，不宜长期连续服用，建议间断服用。如服用后出现口干舌燥、便秘等上火症状，应减量或停用。

二十八、松花粉

【来源】本品为松科植物马尾松、油松或同属数种植物的干燥花粉。

【别名】松花、松粉、松黄等。

【性味归经】味甘，性温。归肝、脾经。

【功效】收敛止血，燥湿敛疮。

【应用】用于外伤出血，湿疹，黄水疮，皮肤糜烂，脓水淋漓等。

【用法】内服：煎汤，或开水冲泡服食。外用：撒敷患处。

【用量】内服：3～6g。外用：适量。

【注意事项】血热、内热者慎食。

【临床应用举例】松花粉（出自《常用中草药手册》）。

组成：松花粉3g。

用法：取松花粉用温水冲服。具体用量因患者的年龄、体质、病情等因素而有所不同，应在医生指导下使用。

功效：敛疮。

临床应用：常用于胃十二指肠溃疡、慢性便秘等。

注意事项：有实火、邪实者慎用，以免收敛病邪，不利于疾病康复。使用松花粉时需遵循中医学理论和医生指导，避免自行用药导致的不良反应。

二十九、沙棘

【来源】本品为胡颓子科植物沙棘的干燥成熟果实。

【别名】达尔、沙枣、醋柳果等。

【性味归经】味酸、涩，性温。归脾、胃、肺、心经。

【功效】健脾消食，止咳祛痰，活血散瘀。

【应用】用于脾虚食少，食积腹痛，咳嗽痰多，胸痹心痛，瘀血经闭，跌仆瘀肿等。

【用法】煎汤，或入丸剂、散剂。

【用量】3 ～ 10g。

【注意事项】空腹不宜食用。

【临床应用举例】五味沙棘散（出自《中国药典》）。

组成：沙棘膏 180g，栀子 60g，木香 150g，甘草 90g，白葡萄干 120g。

用法：将以上除沙棘膏、白葡萄干外，木香等 3 味粉碎成粗粉，加白葡萄干，粉碎，烘干，粉碎成细粉，混匀后，加沙棘膏混匀，烘干，再粉碎成细粉，过筛，即得。口服，每次 1.5 ～ 3g，每日 1 ～ 2 次，温开水送服。

功效：清热祛痰，止咳定喘。

临床应用：用于肺热久嗽，喘促痰多，胸中满闷，胸胁作痛；慢性支气管炎见上述证候者。

注意事项：忌烟、酒及辛辣、生冷、油腻食物；不宜在服药期间同时服用滋补性中药；支气管扩张、肺脓疡、肺心病、肺结核患者出现咳嗽时应去医院就诊；有高血压、心脏病、肝病、糖尿病、肾病等慢性病严重者应在医生指导下服用；儿童、孕妇、哺乳期女性、年老体弱者应在医生指导下服用。

三十、山柰

【来源】本品为姜科植物山柰的干燥根茎。

【别名】沙姜、三柰、山辣、三赖等。

【性味归经】味辛，性温。归胃经。

【功效】行气，温中，消食，止痛。

【应用】用于胸膈胀满，脘腹冷痛，饮食不消等。

【用法】煎汤，或入丸剂、散剂。

【用量】6 ～ 9g。

【注意事项】阴虚血亏及胃有郁火者禁食。

【临床应用举例】治心腹冷痛方（出自《濒湖集简方》）。

组成：山柰、丁香、当归、甘草各等份。

用法：将山奈、丁香、当归、甘草等比例备齐，共同研为细末，用醋调和药末，制成如梧桐子大小的丸剂，每次用酒送服，根据症状需要可日服 1～2 次。

功效：温中散寒，行气止痛，调和气血。

临床应用：功能性消化不良属于寒凝气滞型者，肠易激综合征属于脾胃虚寒者，慢性胃炎表现为胃脘冷痛、喜温喜按者。

注意事项：阴虚火旺证表现为口干咽燥、潮热盗汗等症状者禁用。实热证者有发热、口渴、便秘等症状者不宜食用。孕妇应在医生指导下谨慎食用。服药期间忌食生冷、油腻食物，不宜与寒凉药物同服。本方偏于温燥，不宜长期连续服用，如服用后出现口干、便秘等不适，应减量或停用，症状严重或持续不缓解者，应及时就医。

三十一、山楂

【来源】本品为蔷薇科植物山里红或山楂的干燥成熟果实。

【别名】映山红果、山里红果、酸梅子、酸楂等。

【性味归经】味酸、甘，性微温。归脾、胃、肝经。

【功效】消食健脾，行气散瘀，化浊降脂。

【应用】用于肉食积滞，胃脘胀满，泻痢腹痛，瘀血经闭，产后瘀阻，心腹刺痛，胸痹心痛，疝气疼痛，高脂血症。焦山楂：消食导滞作用增强，用于肉食积滞，泻痢不爽。

【用法】煎汤，或入丸剂、散剂。

【用量】9～12g。

【注意事项】脾胃虚弱者及孕妇慎食。生食多食易耗气、损齿，空腹及羸弱之人或病后体虚者忌食。

【临床应用举例】山楂化滞丸（出自《中国药典》）。

组成：山楂 500g，麦芽 100g，六神曲 100g，槟榔 50g，莱菔子 50g，牵牛子 50g。

用法：将以上 6 味粉碎成细粉，过筛，混匀。每 100g 粉末加红糖 25g 及炼蜜 90～100g，制成大蜜丸，即得，每丸重 9g。口服，每次 2 丸，每日 1～2 次。

功效：消食导滞。

临床应用：用于停食停滞，食少纳呆，大便秘结，脘腹胀满。

注意事项：孕妇忌服。

三十二、山茱萸

【来源】本品为山茱萸科植物山茱萸的干燥成熟果肉。

【别名】蜀枣、山萸肉、枣皮、萸肉、药枣等。

【性味归经】味酸、涩，性微温。归肝、肾经。

【功效】补益肝肾，收涩固脱。

【应用】用于眩晕耳鸣，腰膝酸痛，阳痿遗精，遗尿尿频，崩漏带下，大汗虚脱，内热消渴等。

【用法】煎汤，或入丸剂、散剂、膏剂。

【用量】6～12g。

【注意事项】命门火炽、素有湿热、小便淋涩者禁食。

【临床应用举例】山萸肉粥（出自《粥谱》）。

组成：山茱萸15～20g，粳米60g，白糖适量。

用法：将山茱萸洗净，去除果核；将处理好的山茱萸与粳米一同放入砂锅内，加入适量清水，如常法煮粥，待粥将熟时（约八成熟）加入适量白糖稍煮片刻即可。温热服食，早晚各服1次为佳，3～5天为1个疗程，症状缓解后可停服，或间断服用以巩固疗效。

功效：补益肝肾，涩精固脱，敛汗止遗，平补阴阳。

临床应用：常用于更年期综合征属于肝肾阴虚者，症见潮热盗汗、情绪波动；慢性疲劳综合征属肝肾亏虚者，轻度肾功能减退。腰酸腿软、头晕耳鸣明显者，可配合枸杞子一同煮粥。遗精、遗尿、小便频数者，可配合芡实煮粥。虚汗不止、盗汗过久者，可配合浮小麦煮粥。

注意事项：外感发热期间不宜服用。小便涩痛、淋漓不尽者禁用。有湿热证候如口苦、苔黄腻者不宜食用。本品不宜长期连续服用。患者症状缓解后应间断食用，服用期间应观察身体反应，如有不适需停用。服药期间忌食辛辣、刺激性食物。本品不宜与寒凉药物或食物同用。

三十三、砂仁

【来源】本品为姜科植物阳春砂、绿壳砂或海南砂的干燥成熟果实。

【别名】春砂仁、缩砂仁、缩砂蜜等。

【性味归经】味辛，性温。归脾、胃、肾经。

【功效】化湿开胃，温脾止泻，理气安胎。

【应用】用于湿浊中阻，脘痞不饥，脾胃虚寒，呕吐，泄泻，妊娠恶阻，胎动不安等。

【用法】煎汤，不宜久煎，宜后下。

【用量】3～6g。

【注意事项】阴虚有热者禁食。

【临床应用举例】砂仁养胃汤（出自《太平惠民和剂局方》）。

组成：砂仁（后下）3～6g，木香3g，陈皮6g，党参6g，白术6g，茯苓6g，炙甘草3g，生姜3片。

用法：除砂仁外，其余药物加水500mL，煎至200mL，砂仁后下（煎煮最后5分钟加入，避免挥发油损失），去滓，分2次温服（早晚各1次）。现代临床有成药香砂养胃丸，口服，每次6～9g，每日2次。

功效：温中和胃，行气消胀，健脾祛湿，益气扶正。

临床应用：常用于寒湿型慢性胃炎，脾胃虚寒型功能性消化不良，虚寒型胃十二指肠溃疡，胃寒气逆型妊娠恶阻。

注意事项：胃热证（舌红苔黄、口干口苦）者禁用，阴虚火旺（潮热盗汗）者慎用。孕妇需在医生指导下使用。砂仁应后下，避免久煎失效。服药期间忌生冷、油腻食物。

三十四、生姜

【来源】本品为姜科植物姜的新鲜根茎。

【别名】姜、子姜等。

【性味归经】味辛，性微温。归肺、脾、胃经。

【功效】解表散寒，温中止呕，化痰止咳，解鱼蟹毒。

【应用】用于风寒感冒，胃寒呕吐，寒痰咳嗽，鱼蟹中毒等。

【用法】煎汤，或捣汁开水冲服。

【用量】3～10g。

【注意事项】阴虚内热及实热证者禁食。

【临床应用举例】生姜汤（出自《太平惠民和剂局方》）。

组成：干生姜500g，白面（炒制）750g，甘草（炒制）3250g，杏仁（去皮、尖，麸炒后别研）2500g，食盐550g。

用法：将干生姜、白面、甘草、杏仁与食盐共同研为细末，混合均匀后储存备用。每服1.5～2g，作茶点吃，可根据症状需要随时服用。

功效：消食化积，化痰宽胸，和胃降逆，解酒毒。

临床应用：常用于急性胃炎、功能性消化不良、酒精性胃黏膜损伤等，表现为心胸烦满、口吐酸水、呕逆不定、饮食无味、胸膈不舒。

注意事项：阴虚火旺证表现为口干舌燥、潮热盗汗等症状者慎用。实热证有高热、口渴、便秘等症状者禁用。孕妇应在医生指导下谨慎使用。服药期间应避免饮酒，忌食生冷、油腻、辛辣刺激性食物。本方偏于温燥，不宜长期连续服用，如服用后出现口干、便秘等不适，应减量或停用，症状严重或持续不缓解者，应及时就医。

三十五、小茴香

【来源】本品为伞形科植物茴香的干燥成熟果实。

【别名】谷茴香、谷茴、茴香子、土茴香等。

【性味归经】味辛，性温。归肝、肾、脾、胃经。

【功效】散寒止痛，理气和胃。

【应用】用于寒疝腹痛，睾丸偏坠、胀痛，痛经，少腹冷痛，脾胃虚寒气滞脘腹胀痛，食少，吐泻等。

【用法】煎汤，或入丸剂、散剂。盐小茴香：暖肾散寒止痛，用于寒疝腹痛，睾丸偏坠，经寒腹痛等。

【用量】3～6g。

【注意事项】阴虚火旺者禁食。

【临床应用举例】茴香汤（出自《太平惠民和剂局方》）。

组成：白芷（不见火）60g，肉桂（不见火）60g，桔梗（焙）900g，茴香（炒）180g，甘草（炒）180g。

用法：将上药共研细末，过筛备用，每次服用3g，加盐少许，以沸汤（热开水）调服。饭前服用，以增强温胃散寒之效。

功效：宽中益气，温胃散寒，调和脾胃。

临床应用：主治脏气虚冷所致的脐腹胀满、刺痛（如针扎般疼痛），因寒凝气滞导致的食欲减退、消化不良、呕吐、肠鸣腹泻等。常用于脾胃虚寒型功能性消化不良，寒凝气滞型慢性胃炎，寒湿型肠易激综合征。

注意事项：阴虚火旺者（口干舌红、潮热盗汗）禁用，实热证者（高热、便秘、舌苔黄厚）不宜使用。孕妇慎用。

三十六、薤白

【来源】本品为百合科植物小根蒜或薤的干燥鳞茎。

【别名】薤根、野蒜、薤白头、小独蒜等。

【性味归经】味辛、苦，性温。归心、肺、胃、大肠经。

【功效】通阳散结，行气导滞。

【应用】用于胸痹心痛，脘腹痞满、胀痛，泻痢后重等。

【用法】煎汤，或入丸剂、散剂。

【用量】5～10g。

【注意事项】阴虚及发热者慎食。

【临床应用举例】瓜蒌薤白白酒汤（出自《金匮要略》）。

组成：瓜蒌实 1 枚（约 24g），薤白半升（约 12g），白酒 7 升（适量）。现代临床应用时，常根据患者情况调整用量，瓜蒌 30～40g，薤白 9～15g，白酒可用黄酒或米醋 30～60mL 替代。注：古之白酒即今之米醋或低度发酵酒。

用法：将瓜蒌实捣碎，薤白洗净，与白酒同煎，煮取 400mL 药液，分 2 次温服。

功效：通阳散结，行气祛痰，宽胸止痛。

临床应用：主治胸部闷痛，甚则胸痛彻背，喘息咳唾，短气不足以息。常用于冠心病心绞痛、心肌梗死（稳定期）、非化脓性肋软骨炎、肋间神经痛、慢性支气管炎、胸膜炎、陈旧性胸内伤、椎动脉型颈椎病（痰瘀互结证）。

注意事项：阴虚有热者（口干咽燥、舌红少苔）、痰热互结者（苔黄腻、脉滑数）、实热证者（面赤、口渴、便秘）禁用或慎用。孕妇慎用。儿童应在医生指导下使用。本品不宜与乌头类药材同用（十八反）。能饮酒者用 30～60mL 白酒，不能饮酒者可用米醋替代或免用。忌食生冷、油腻之品，避免情绪激动。服药期间，偶见胃肠道不适（恶心、胃脘不适），属正常现象。本品服用过量可致心率减慢。

三十七、香薷

【来源】本品为唇形科植物石香薷或江香薷的干燥地上部分。

【别名】香茹、香草、香菜、香绒、石香菜、石香薷、细叶香薷、小香薷、小叶香薷、青香薷、香茹草、土香薷、土香草等。

【性味归经】味辛，性微温。归肺、胃经。

【功效】发汗解表，化湿和中。

【应用】用于暑湿感冒，恶寒发热，头痛无汗，腹痛吐泻，水肿，小便不利等。

【用法】煎汤，或入丸剂、散剂，或煎汤含漱。

【用量】3～10g。

【注意事项】表虚者忌食。火盛气虚、阴虚有热者禁食。

【临床应用举例】香薷散（出自《太平惠民和剂局方》）。

组成：香薷（去土）500g，白扁豆（微炒）250g，厚朴（去粗皮，姜制）250g。

用法：将上药研为粗末，每服9g，以水200mL，入酒25mL，煎至175mL，去滓，置水中冷却。现代用法为水煎服，或加酒少量同煎，用量按原方比例酌减。

功效：祛暑解表，化湿和中。

临床应用：主治阴暑，症见恶寒发热，头痛身重，无汗，腹痛吐泻，胸脘痞闷。常用于治疗夏季感冒、急性胃肠炎等属外感风寒夹湿证者。

注意事项：若属表虚有汗或中暑发热汗出、心烦口渴者，不宜使用。

三十八、香橼

【来源】本品为芸香科植物枸橼或香圆的干燥成熟果实。

【别名】陈香橼、香圆、香园子等。

【性味归经】味辛、苦、酸，性温。归肝、脾、肺经。

【功效】疏肝理气，宽中，化痰。

【应用】用于肝胃气滞，胸胁胀痛，脘腹痞满，呕吐，嗳气，痰多咳嗽等。

【用法】煎汤，或入丸剂、散剂。

【用量】3～10g。

【注意事项】阴虚血燥及气虚者慎食。

【临床应用举例】佛手香橼茶（出自《本草再新》）。

组成：佛手5g，香橼5g。

用法：将上药用沸水冲泡，加盖闷5～10分钟，代茶频饮。

功效：疏肝解郁，健脾和胃，化痰祛湿。

临床应用：主治肝郁脾虚证，症见情绪低落、易怒、胃胀、消化不良；痰湿内阻证，症见胸闷、痰多。常用于慢性肝病、功能性消化不良、更年期综合征等。

注意事项：阴虚火旺者及孕妇慎用。

三十九、芫荽

【来源】本品为伞形科植物芫荽以全草与成熟的果实入药。

【别名】香菜、香荽、胡荽、胡菜、原荽、园荽、莞荽、莚荽菜等。

【性味归经】味辛，性温。归肺、脾、肝经。

【功效】发表透疹，健胃。

【应用】用于风寒感冒，麻疹透发不畅，食积，胃脘胀痛，呕恶，头痛，牙痛，疮肿初起等。

【用法】内服：煎汤，或捣汁服食。外用：煎水熏洗。

【用量】内服 10 ～ 15g。外用：适量。

【注意事项】疹出已透者禁食，或疹虽未透出而热毒壅盛、非风寒外束者禁食。

【临床应用举例】芫荽汤（出自《岭南草药志》）。

组成：鲜芫荽（香菜）150g，鲜胡萝卜 200g，风栗（干板栗）150g，鲜荸荠（未注明用量，可与其他药材等量）。

用法：将芫荽、胡萝卜、风栗、荸荠洗净，将洗净的药材切碎，一同放入锅中，加适量水，煎沸后取汤 2 碗，煎煮所得的 2 碗汤为 1 日量，分 2 次温热饮用，连续服用 3 ～ 5 天。

功效：透发痘疹。

临床应用：主治小儿水痘。适用于水痘初期，症见皮肤出现红色斑疹、丘疹，部分发展为水疱，疱液清亮，可能伴有轻度发热及食欲不振，舌苔薄白或微黄。

注意事项：本品在水痘初起阶段使用效果最佳，痘疹透发后应停止使用。脾胃虚寒者慎用。气虚体弱儿童应减量使用或在医生指导下服用。疱疹已化脓或继发感染者不宜单用此方。

四十、益智仁

【来源】本品为姜科植物益智的干燥成熟果实。

【别名】益智子、益知子等。

【性味归经】味辛，性温。归脾、肾经。

【功效】暖肾固精缩尿，温脾止泻摄唾。

【应用】用于肾虚遗尿，尿频，遗精，滑精，白浊，脾寒泄泻，腹中冷痛，口多唾涎等。

【用法】煎汤，或入丸剂、散剂。

【用量】3～10g。

【注意事项】阴虚火旺者禁食。

【临床应用举例】益智仁粥（出自《补要袖珍小儿方论》）。

组成：益智仁、白茯苓各等份。

用法：将益智仁、白茯苓研为末，每服3g，空腹米汤调下。

功效：温脾暖肾，缩尿止遗。

临床应用：小儿遗尿症、小儿尿频及成人的白浊等属于脾肾两虚者。

注意事项：阴虚火旺或因热而患遗精、滑精、崩漏、带下者忌服。因方中益智仁燥热，能伤阴动火，若属于热性病证者，服用后可能会加重病情。

四十一、紫苏

【来源】本品为唇形科植物紫苏的干燥叶（或带嫩枝）。

【别名】苏叶等。

【性味归经】味辛，性温。归肺、脾经。

【功效】解表散寒，行气和胃。

【应用】用于风寒感冒，咳嗽，呕恶，妊娠呕吐，鱼蟹中毒等。

【用法】煎汤，或入丸剂、散剂。

【用量】5～10g。

【注意事项】阴虚、气虚、表虚、温病者禁食。

【临床应用举例】紫苏子圆（出自《太平惠民和剂局方》）。

组成：紫苏子（拣净）30g，陈皮（去白）30g，肉桂（去粗皮）15g，人参（去芦）

15g，高良姜（炒）15g。

用法：将上述药物研为细末，炼蜜为丸，如弹子大（每丸 9 ～ 12g）。每次 1 丸，细嚼后以温酒或米饮送服，不拘时候。

功效：降气化痰，温中散寒，健脾和胃。

临床应用：主治痰壅气逆，咳嗽气喘，胸膈痞满，食少难消。常用于寒凝气滞型功能性消化不良、寒痰阻肺型慢性支气管炎及胃肠功能紊乱等属痰壅气逆食滞者。

注意事项：肺虚咳喘者慎用。服药期间，饮食宜清淡，忌辛辣、油腻、生冷等刺激性食物，以免助湿生痰，加重病情。若服药后症状无改善，或出现病情加重等情况，应及时停药并就医。孕妇慎用。

四十二、紫苏子

【来源】本品为唇形科植物紫苏的干燥成熟果实。

【别名】苏子、黑苏子等。

【性味归经】味辛，性温。归肺、大肠经。

【功效】降气化痰，止咳平喘，润肠通便。

【应用】用于痰壅气逆，咳嗽气喘，肠燥便秘等。

【用法】煎汤，或入丸剂、散剂，或鲜品捣汁饮用。

【用量】3 ～ 10g。

【注意事项】气虚久嗽、肺虚咳喘、脾虚便溏者慎食或禁食。

【临床应用举例】三子养亲汤（出自《韩氏医通》）。

组成：白芥子、紫苏子、莱菔子。

用法：将上述 3 味药洗净，微炒，击碎，每剂不超过 9g，用生绢小袋盛之，煮作汤饮，代茶水啜用，不宜煎熬太过。现代常用剂量为白芥子、紫苏子、莱菔子各 9g，将上药捣碎，用纱布包裹，煎汤频服。

功效：温肺化痰，降气消食。

临床应用：主治痰壅气逆食滞证，症见咳嗽喘逆、痰多胸痞、食少难消。常用于顽固性咳嗽、慢性支气管炎、支气管哮喘、肺心病等属于痰壅气逆者。

注意事项：三子养亲汤为治标之剂，病情缓解后需标本兼治。气虚者不宜单独使用。阴虚火旺、肺气虚咳嗽、体质虚弱、脾虚胃酸者不宜服用。用药期间，患者应避免食用油腻、生冷、刺激性食物。

第二节　热性药食两用品种

一、荜茇

【来源】本品为胡椒科植物荜茇的干燥近成熟或成熟果穗。

【别名】荜拨、荜拨梨、鼠尾等。

【性味归经】味辛，性热。归胃、大肠经。

【功效】温中散寒，下气止痛。

【应用】用于中寒脘腹冷痛，呕吐，泄泻，寒凝气滞，胸痹心痛，头痛，牙痛等。

【用法】内服：煎汤，或入丸剂、散剂。外用：研末搐鼻或纳蛀牙孔中。

【用量】内服：1～3g。外用：适量。

【注意事项】实热郁火、阴虚火旺者忌食。

【临床应用举例】荜茇丸（《圣济总录》）。

组成：荜茇（洗，炒）45g，干姜（白者，炮）22.5g，胡椒（炒）7.5g，甘草（炙）7.5g，人参15g，桂（去粗皮）15g，木香15g，白茯苓（去黑皮）15g。

用法：将上述药物研为细末，炼蜜为丸，如梧桐子大，每服30丸，食前淡盐汤送服。

功效：温补肝气，调理三焦，散寒止痛。

临床应用：适用于慢性肝炎、肝硬化等属肝脏虚寒证，出现胁腹冷痛、腹胀食少、手足不温等症状；功能性消化不良，有胃脘冷痛、喜温喜按、食欲不振等表现，辨证为中焦虚寒者。

注意事项：阴虚火旺者忌用，以免助火伤阴。服药期间，忌生冷、油腻食物，以防影响药效或加重病情。孕妇慎用或在医生指导下使用。

二、干姜

【来源】本品为姜科植物姜的干燥根茎。

【别名】白姜、干生姜、姜母等。

【性味归经】味辛，性热。归脾、胃、肾、心、肺经。

【功效】温中散寒，回阳通脉，温肺化饮。

【应用】用于脘腹冷痛，呕吐，泄泻，肢冷脉微，寒饮喘咳等。

【用法】煎汤，或入丸剂、散剂。

【用量】3～10g。

【注意事项】阴虚内热、血热妄行者忌食。孕妇慎食。

【临床应用举例】干姜粥（出自《寿世青编》）。

组成：干姜1～3g，高良姜3～5g，粳米50～100g。

用法：将干姜、高良姜洗净切片，加水煎煮取汁，去渣。将粳米淘净，加入姜汁中，用文火煮至烂熟成粥。早晚温热服食，秋冬季节效果更佳。脾胃虚寒久病者宜从小剂量（干姜1g，高良姜3g）开始，渐增至耐受量。3～5天为1个疗程，可间断服用。

功效：温中和胃，散寒止痛，降逆止泻。

临床应用：主治脾胃虚寒证，症见脘腹冷痛、呕吐清水或呃逆、肠鸣腹泻。常用于慢性胃炎、胃溃疡属脾胃虚寒者，功能性消化不良，寒性腹泻。

注意事项：阴虚内热证，表现为舌红少苔、口干咽燥者禁用。实热证者禁用。急性热病（如风热感冒）期间不宜食用。二姜辛热燥烈，长期服用可能伤阴，需中病即止。孕妇需在医生指导下食用。糖尿病患者可用糙米替代粳米，减少血糖波动。

三、高良姜

【来源】本品为姜科植物高良姜的干燥根茎。

【别名】高凉姜、良姜、小良姜、蛮姜、海良姜等。

【性味归经】味辛，性热。归脾、胃经。

【功效】温中止呕，散寒止痛。

【应用】用于胃寒脘腹冷痛，胃寒呕吐，嗳气吞酸等。

【用法】煎汤，或入丸剂、散剂。

【用量】3～6g。

【注意事项】胃火呕吐、伤暑、霍乱、火热泄泻、心虚疼痛、阴虚有热者禁食。

【临床应用举例】高良姜散（出自《太平惠民和剂局方》）。

组成：高良姜1份，草豆蔻（去皮）1份，陈皮（去白）1份，当归（微炒）1份，肉桂（去粗皮）1份，人参（去芦）半份。

用法：将上述药物捣碎，过筛为细散。亦可制成丸剂（如绿豆大），便于小儿服用。3岁小儿每次3g，加水约200mL，煎至50mL，去滓温服。成人或较大儿童可酌情加量至3～6g，每日2～3次。

功效：温中散寒，行气消胀，健脾和胃。

临床应用：主治脾胃虚寒证，症见脘腹冷痛、呕吐清水或呃逆、肠鸣腹泻；气滞湿阻证，症见腹胀气闷、嗳气频作、食欲减退。常用于寒湿型小儿功能性消化不良，脾胃虚寒型慢性胃炎，寒邪犯胃型胃肠功能紊乱。

注意事项：阴虚内热证，症见舌红少苔、口干咽燥者禁用。实热证者禁用。急性热病（如风热感冒）期间不宜服用。孕妇需在医生指导下食用。

四、黑胡椒

【来源】本品为胡椒科植物胡椒的干燥近成熟或成熟果实。

【别名】浮椒、味履支、玉椒等。

【性味归经】味辛，性热。归胃、大肠经。

【功效】温中散寒，下气，消痰。

【应用】用于胃寒呕吐，腹痛，泄泻，食欲不振，癫痫痰多等。

【用法】内服：煎汤，或入丸剂、散剂。外用：研末调敷或放置膏药内贴敷。

【用量】内服：0.6～1.5g。外用：适量。

【注意事项】热病、热证及阴虚有火者禁食，孕妇慎食。

【临床应用举例】胡椒汤（出自《太平惠民和剂局方》）。

组成：红豆（赤小豆）30g，肉桂（不见火，即未炒制）30g，胡椒180g，干姜（焙）90g，桔梗（焙）900g，甘草（炒）210g。

用法：将诸药研为细末，过筛备用。每次取药末5g，加少许盐，用沸水冲服。症状发作时或日常调理均可服用。对慢性病调理，可减量至每次3g，每日1～2次；急性胃痛或呕吐时，可增量至每次6～10g。

功效：温暖脾胃，止呕止痛。

临床应用：主治脾胃受寒证。常用于慢性胃炎属脾胃虚寒者；因寒导致的功能性消化不良，症见腹胀、食欲不振等；寒性呕吐。

注意事项：阴虚内热证，表现为舌红少苔、口干者禁用。孕妇需在医生指导下服用。长期服用本品可能伤阴。急性热病（如感冒发热）期间不宜使用。

五、肉桂

【来源】本品为樟科植物肉桂的干燥树皮。

【别名】牡桂、大桂、桂皮、官桂、辣桂、玉桂等。

【性味归经】味辛、甘，性大热。归肾、脾、心、肝经。

【功效】补火助阳，引火归原，散寒止痛，温通经脉。

【应用】用于阳痿，宫冷，腰膝冷痛，肾虚喘咳，虚阳上浮，眩晕目赤，心腹冷痛，虚寒吐泻，寒疝，奔豚，经闭，痛经等。

【用法】煎汤，或研末冲服，或入丸剂、散剂。外用：适量，研末调敷或浸酒涂擦。

【用量】1～5g。

【注意事项】不宜久煎。阴虚火旺、内有实热、血热妄行之出血者及孕妇禁食。畏赤石脂，忌生葱。

【临床应用举例】桂心散（出自《太平圣惠方》）。

组成：桂心（肉桂去粗皮）15g，人参（去芦头）15g，黄芪（锉）15g，甘草（炙微赤，锉）7.5g，白术15g，五味子7.5g。

用法：将上药捣罗为细散，过筛备用。每次取药末12g，以水约200mL，加生姜3片，大枣3枚，煎至120mL，去滓温服，每日2～3次，宜饭前空腹服。

功效：温补脾肺，健脾开胃，固表止汗。

临床应用：主治伤寒病后，阳气耗伤，脾胃虚弱。常用于感染性疾病后期（如肺炎、肠伤寒恢复期）属脾肺气虚者，慢性虚弱性疾病，慢性胃炎，功能性消化不良，阳虚型低血压等。

注意事项：阴虚火旺证，表现为舌红少苔、盗汗者，或实热证（发热、便秘）者禁用。外感发热期间停用。孕妇需在医生指导下食用。

第三节 寒性药食两用品种

一、百合

【来源】本品为百合科植物卷丹、百合或细叶百合的干燥肉质鳞叶。

【别名】野百合、喇叭筒、山百合、药百合、家百合、百合蒜等。

【性味归经】味甘，性寒。归心、肺经。

【功效】养阴润肺，清心安神。

【应用】用于阴虚燥咳，劳嗽咯血，虚烦，惊悸，失眠，多梦，精神恍惚等。

【用法】内服：煎汤，或入丸剂、散剂。外用：捣敷。

【用量】内服：6～12g。外用：适量。

【注意事项】风寒痰嗽、中寒便滑者忌食。咳嗽初期不宜食用。

【临床应用举例】百合鸡子黄汤（出自《金匮要略》）。

组成：百合7枚（擘），鸡子黄1枚。

用法：先将百合水洗，浸泡一宿，等有白沫出现时，倒掉水，再用泉水 400mL，煎取 200mL，去掉药渣，加入鸡子黄，搅匀，再煎一会儿，分温二服。

功效：清滋心肺，益阴养血。

临床应用：主治百合病之心肺虚热证，以血虚为主，症见心悸、干咳、失眠、盗汗、两颧红而失泽，或神魂颠倒，神志失聪，啼笑无常，舌红少苔，脉虚数或细数；热性病或久病之后阴津不足而舌红少苔乏津、脉象虚数或细数。常用于心脏神经症、心动过速、心律失常、自主神经功能紊乱、大叶性肺炎恢复期、高热性疾病脱水等病证见上述证候者。

注意事项：外感疾病未痊愈及有实热证者慎食。

二、淡竹叶

【来源】本品为禾本科植物淡竹叶的干燥茎叶。

【别名】竹叶门冬青、金竹叶、长竹叶、山鸡米、淡竹米、地竹等。

【性味归经】味甘、淡，性寒。归心、胃、小肠经。

【功效】清热泻火，除烦止渴，利尿通淋。

【应用】用于热病烦渴，口舌生疮，小便短赤涩痛等。

【用法】煎汤，或入丸剂、散剂。

【用量】6～10g。

【注意事项】孕妇禁食。体虚有寒者禁食。无实火及湿热者慎食。

【临床应用举例】银翘散（出自《温病条辨》）。

组成：连翘30g，金银花30g，苦桔梗18g，薄荷18g，淡竹叶12g，生甘草15g，荆芥穗12g，淡豆豉15g，牛蒡子18g。现代临床应用时，可根据病情适当调整剂量。

用法：原方为散剂，用鲜苇根汤煎，香气大出，即取服，勿过煮，成人一般每日1剂，分2～3次温服。儿童用量需根据年龄和病情适当减少。

功效：辛凉透表，清热解毒。

临床应用：主治温病初起，发热无汗，或有汗不畅，微恶风寒，头痛口渴，咳嗽咽痛，舌尖红，苔薄白或薄黄，脉浮数。常用于风热感冒，症见发热、鼻塞、流涕、咳嗽、咽痛等；流行性感冒初期，出现风热犯表症状者；急性扁桃体炎属风热蕴结咽喉者，见咽喉肿痛、发热等症状。

注意事项：银翘散为辛凉之剂，风寒感冒者不宜使用，以免加重病情。服药期间，应忌辛辣、油腻、生冷食物，以免影响药效。由于方中药物多为轻清之品，不宜久煎，以免破坏药效。若患者服药后出现腹痛、腹泻等不适症状，应及时停药并咨询医生。儿童、孕妇、哺乳期女性、年老体弱者等特殊人群，应在医生指导下使用。

三、地黄

【别名】人黄、野地黄、酒壶花根、山烟根。

【来源】本品为玄参科植物地黄的新鲜或干燥块根。

【性味归经】鲜地黄：味甘、苦，性寒。生地黄：味甘，性寒。归心、肝、肾经。

【功效】鲜地黄：清热生津，凉血，止血。用于热病伤阴，舌绛烦渴，发斑发疹，吐血，衄血，咽喉肿痛。生地黄：清热凉血，养阴，生津。用于热病舌绛烦渴，阴虚内热，骨蒸劳热，内热消渴，吐血，衄血，发斑发疹。

【用法】煎汤，或入丸剂、散剂。

【用量】鲜地黄：12～30g。生地黄：9～15g。

【注意事项】阳虚寒盛、中焦湿阻、表证未解者禁用，脾虚便溏、痰饮咳嗽者慎用。

【临床应用举例】生地栀子汤（出自《麻科活人全书》）。

组成：生地黄（鲜者更佳）6～12g，栀子（炒黑）4.5～6g，葛根（生用）6～9g，薄荷叶（后下）2～3g。

用法：将生地黄、栀子、葛根加600mL水浸泡20分钟，用大火煮沸转小火慢煎25分钟，此时药液约剩300mL，然后加薄荷叶再煎5分钟关火。儿童分4～6次温服（每日1剂），小于3岁者服1/3剂量。成人分2～3次服（重症可每日2剂）。

功效：凉血解毒，透疹外出。

临床应用：主治麻疹，表现为疹色紫黑如瘀斑、衄血、便血、皮下瘀斑、烦躁谵妄、渴欲冷饮、舌绛起刺、脉数疾等。常用于手足口病、疱疹紫暗、高热神烦、舌绛及流行性出血热发热期，症见皮肤瘀点、结膜充血、头痛呕吐等。

注意事项：疹初未透、疹未出齐、疹色淡红者禁用，虚寒出血及脾虚便溏者禁用。

四、槐花（槐米）

【来源】本品为豆科植物槐的干燥花及花蕾。前者习称槐花，后者习称槐米。

【别名】豆槐、槐蕊、槐花米等。

【性味归经】味苦，性微寒。归肝、大肠经。

【功效】凉血止血，清肝泻火。

【应用】用于血热，便血，痔血，血痢，崩漏，吐血，衄血，肝热目赤，头痛，眩晕等。

【用法】煎汤，或入丸剂、散剂。外用：煎水熏洗或研末撒敷。

【用量】5～10g。

【注意事项】脾胃虚寒、阴虚发热者慎食。

【临床应用举例】槐花散（出自《经验良方》）。

组成：槐花15g（一半炒，一半生），栀子30g（去皮，炒）。

用法：将药物研成细末，每次服用6g，饭前用温水调服。

功效：清肠止血。

临床应用：主治脏毒，酒病便血。常用于痔疮出血、结肠炎便血等属大肠湿热者，也可用于饮酒过度等导致的胃肠湿热出血。

注意事项：服药期间应忌辛辣、油腻等刺激性食物，以防助热生湿，加重病情。脾胃虚寒者应慎用，以免苦寒药物损伤脾胃阳气。

五、菊花

【来源】本品为菊科植物菊的干燥头状花序。

【别名】亳菊、滁菊、杭菊、贡菊、甘菊花、白菊花、黄甘菊、药菊、白茶菊、茶菊、怀菊花、节华、日精、女华、更生、周盈、傅延年等。

【性味归经】味辛、甘、苦，性微寒。归肺、肝经。

【功效】疏风散热，平肝明目，清热解毒。

【应用】用于风热感冒，头痛目眩，目赤肿痛，眼目昏花，疮痈肿毒等。

【用法】煎汤，或入丸剂、散剂，或泡茶食用。

【用量】5～10g。

【注意事项】气虚胃寒、泄泻者慎食。

【临床应用举例】桑菊饮（出自《温病条辨》）。

组成：桑叶7.5g，菊花3g，杏仁6g，连翘5g，薄荷2.5g，苦桔梗6g，甘草2.5g，苇根6g。

用法：一般作汤剂，水煎温服。可根据病情适当调整剂量，每日1剂，分2～3次服用。也有制成中成药如桑菊感冒片、桑菊感冒颗粒等，按说明书服用。

功效：辛凉解表，疏风清热，宣肺止咳。

临床应用：主治风温初起，咳嗽，身热不甚，口微渴，苔薄白，脉浮数。常用于感冒、急性支气管炎、上呼吸道感染、肺炎、急性结膜炎、角膜炎等属风热犯肺或肝经风热者。

注意事项：风寒感冒者不宜使用。忌食辛辣燥热、咸寒、甜腻食物，忌烧烤、煎炸、炙煿之品。方中药物多为轻清之品，不宜久煎，一般武火急煎，香气大出即取服。其中薄荷宜后下，一般在其他药物煎煮沸后10分钟左右，再下薄荷，煎5分钟即可。

六、金银花

【来源】本品为忍冬科植物忍冬的干燥花蕾或带初开的花。

【别名】忍冬花、双花、金花、银花、二花等。

【性味归经】味甘，性寒。归肺、心、胃经。

【功效】清热解毒，疏散风热。

【应用】用于痈肿，疔疮，喉痹，丹毒，热毒血痢，风热感冒，温病发热等。

【用法】内服：煎汤，或入丸剂、散剂。外用：研末调敷。

【用量】内服：6～15g。外用：适量。

【注意事项】脾胃虚寒及疮疡属阴证者慎食。

【临床应用举例】忍冬汤（又名银花甘草汤，出自《医学心悟》）。

组成：金银花120g，甘草9g。

用法：将上药水煎取汁，顿服（一次性服完）。现代用法：金银花15～30g，甘草3～6g，水煎服，分2次服，急性痈肿（如乳腺炎）可短期大剂量使用。

功效：清热解毒，消痈散结。

临床应用：主治热毒壅滞、气血瘀结证。常用于急性乳腺炎、疖肿、蜂窝织炎（外洗或内服）、阑尾炎初期（配合大黄牡丹皮汤）。

注意事项：脾胃虚寒证，见腹泻、畏冷者慎用。阴虚证，见口干、舌红者不宜单独使用。痈疽已溃、脓成者需配合托毒排脓药使用。

七、决明子

【来源】本品为豆科植物决明或小决明的干燥成熟种子。

【别名】草决明、野青豆、羊尾豆、假绿豆、马蹄决明等。

【性味归经】味甘、苦、咸，性微寒。归肝、大肠经。

【功效】清热明目，润肠通便。

【应用】用于目赤涩痛，羞明，多泪，头痛，眩晕，目暗不明，大便秘结等。

【用法】内服：煎汤，或泡茶饮用，或入丸剂、散剂。外用：研末调敷。

【用量】内服：9～15g。外用：适量。

【注意事项】不宜久煎，脾胃虚寒、便溏、泄泻、血压低者慎食。

【临床应用举例】决明子粥（出自《粥谱》）。

组成：炒决明子10～15g，粳米100g，冰糖适量。

用法：先将决明子放入锅中，炒至微有香气，取出待冷后煎汁，去渣取汁，放入粳米煮粥，粥将熟时加入适量冰糖，再煮一二沸即可。每日1～2次，温热服食。

功效：清肝明目，润肠通便。

临床应用：主治肝阳上亢所致的头痛、眩晕、目赤肿痛、视物模糊，以及便秘等。常用于肝阳上亢型高血压，眼部疾病如干眼症、结膜炎等，老年人及产后血虚便秘者。

注意事项：脾胃虚寒、大便溏泄者不宜食用。孕妇慎用。本品不宜过量食用。服用期间，应避免食用辛辣、油腻、刺激性食物。

八、昆布

【来源】本品为海带科植物海带或翅藻科植物昆布的干燥叶状体。

【别名】纶布、海昆布等。

【性味归经】味咸，性寒。归肝、胃、肾经。

【功效】消痰，软坚散结，利水消肿。

【应用】用于瘿瘤，瘰疬，睾丸肿痛，痰饮，水肿等。

【用法】煎汤，或入丸剂、散剂。

【用量】6～12g。

【注意事项】脾胃虚寒者慎食。

【临床应用举例】昆布小麦方（出自《太平圣惠方》）。

组成：昆布（洗去咸味）60g，小麦60g。

用法：将昆布洗净，与小麦同入锅中，加水600mL，煎至小麦烂熟（30～40分钟），去滓取汁。每次服用100mL，不拘时候温服。

功效：化痰散结，利咽下气，润燥通滞。

临床应用：常用于胸中气噎（自觉胸膈堵塞，吞咽不畅），喉中如有肉块（类似西医学的慢性咽炎、食管痉挛），饮食不下（因痰气阻滞导致的吞咽障碍），反流性食管炎，甲状腺结节等。

注意事项：脾胃虚寒者慎用。甲状腺功能亢进者慎用或在医生指导下使用。昆布需充分浸泡去盐，避免摄入过量钠。长期服用需监测甲状腺功能（尤其是甲状腺功能减退或甲状腺功能亢进患者）。

九、马齿苋

【来源】本品为马齿苋科植物马齿苋的干燥地上部分。

【别名】马齿草、马苋、长命苋、五方草、马齿菜、长寿菜、猪母菜、马踏菜、蚂蚁菜等。

【性味归经】味酸，性寒。归肝、大肠经。

【功效】清热解毒，凉血止血，止痢。

【应用】用于热毒血痢，痈肿，疔疮，湿疹，丹毒，蛇虫咬伤，便血，痔血，崩漏等。

【用法】内服：煎汤，或鲜品捣汁饮用。外用：鲜品捣敷，或烧灰研末调敷，或煎水外洗。

【用量】内服：9～15g。外用：适量。

【注意事项】凡脾胃虚寒、肠滑作泄者禁食，孕妇慎食。

【临床应用举例】姜苋方（出自《普济方》）。

组成：马齿苋 30g，生姜 30g。

用法：将二者和匀，用湿纸裹好，煨熟后不拘多少，细细嚼碎，用米饮送下。

功效：清热止痢，又可温中健胃。

临床应用：常用于久痢不止。

注意事项：马齿苋性寒，脾胃虚寒者应慎用，以免加重脾胃虚寒症状，导致腹痛、腹泻等。生姜性温，热盛及阴虚内热者慎用，以免助火生热。服用时应遵循医嘱，根据具体病情和个体差异合理用药。

十、麦冬

【别名】麦门冬、阶前草根。

【来源】本品为百合科植物麦冬的干燥块根。

【性味归经】味甘、微苦，性微寒。归心、肺、胃经。

【功效】养阴生津，润肺清心。用于肺燥干咳。虚痨咳嗽，津伤口渴，心烦失眠，内热消渴，肠燥便秘。

【用法】煎汤，或入丸剂、散剂。

【用量】6～12g。

【注意事项】脾胃虚寒泄泻、胃有痰饮湿浊及风寒咳嗽者均忌服。

【临床应用举例】麦冬平肺饮（出自《外科正宗》）。

组成：麦冬（鲜者去心）6g，人参3g，赤芍3g，槟榔3g，甘草1.5g，陈皮2.4g，桔梗2.4g。

用法：将所有药物放入砂锅或陶瓷锅中，加水400mL，浸泡15～30分钟。先用武火煮沸，再转用文火慢煎，将药液浓缩至约320mL，滤取药液，药渣可再加水复煎1次，合并2次药液。每日1剂，分早晚2次温服，饭前或饭后1小时服用。根据病情在医生指导下确定疗程。

功效：益气养阴，清热化痰，排脓解毒。

临床应用：主治肺痈（肺脓肿）初期、中期。肺痈初期，表现为发热、咳嗽、胸痛、咳痰量多、痰黏稠、色黄或黄绿、口干咽燥、舌红苔黄腻、脉滑数等；肺痈中期，表现为咳吐大量腥臭脓血痰（如米粥或腥臭）、胸痛、身热、烦渴、舌红苔黄腻、脉滑数或数实等。常用于肺脓肿、支气管扩张合并感染、大叶性肺炎恢复期、慢性支气管炎急性发作等的辅助治疗。

注意事项：肺痈初期，恶寒发热、无汗、脉浮紧等风寒表证明显者禁用。肺痈中期，高热、烦渴、便秘、脉洪大有力、纯实无虚者禁用或慎用。肺痈后期，低热、盗汗、五心烦热、舌红少苔、脉细数等阴虚火旺者禁用或慎用。脾胃虚寒，畏寒肢冷、便溏泄泻、脘腹冷痛、舌淡苔白滑者禁用或慎用。孕妇慎用。

十一、牡蛎

【来源】本品为牡蛎科动物长牡蛎、大连湾牡蛎或近江牡蛎的贝壳。

【别名】左牡蛎、蛎蛤、牡蛤、海蛎子壳、左壳等。

【性味归经】味咸，性微寒。归肝、胆、肾经。

【功效】重镇安神，潜阳补阴，软坚散结。煅牡蛎：收敛固涩，制酸止痛。

【应用】用于惊悸，失眠，眩晕，耳鸣，瘰疬，痰核，癥瘕，痞块。煅牡蛎：

用于自汗，盗汗，遗精，滑精，崩漏，带下，胃痛，吞酸等。

【用法】内服：煎汤，应先煎 1 小时左右，或入丸剂、散剂。外用：研末撒敷或调敷。

【用量】内服：9 ～ 30g。外用：适量。

【注意事项】本品多食久食易引起便秘和消化不良。虚而有寒者忌食。

【临床应用举例】桂枝加龙骨牡蛎汤（出自《金匮要略》）。

组成：桂枝、芍药、生姜各 9g，甘草 6g，大枣 12 枚，龙骨、牡蛎各 9g。

用法：将龙骨、牡蛎先煎 30 分钟，加入其他药物同煎，以水 700mL，煮取 300mL，分 3 次温服。

功效：调和阴阳，固精止遗，镇惊安神，收敛固涩。

临床应用：主治虚劳，少腹弦急，阴部寒冷，目眩，发落，男子遗精，女子梦交，心悸失眠，自汗盗汗，遗溺，脉虚大芤迟，或芤动微紧。常用于癔症、失眠、遗精或滑精、不孕症、先兆流产、久泻、更年期综合征、盗汗、小儿支气管炎、慢性荨麻疹、颈椎病等。

注意事项：心肾虚热证者慎用。服药期间忌服海藻、菘菜、生葱、猪肉、冷水。

十二、胖大海

【来源】本品为梧桐科植物胖大海的干燥成熟种子。

【别名】安南子、大海子、大洞果、通大海等。

【性味归经】味甘，性寒。归肺、大肠经。

【功效】清热润肺，利咽开音，润肠通便。

【应用】用于肺热声哑，干咳，无痰，咽喉干痛，热结便闭，目赤，头痛等。

【用法】煎汤，或沸水泡服，或入丸剂、散剂。

【用量】2 ～ 3 枚。

【注意事项】脾胃虚寒泄泻者慎食。

【临床应用举例】胖大海薄荷茶（出自《本草再新》）。

组成：胖大海 2 ～ 3 枚（5 ～ 10g），薄荷 3 ～ 5g（鲜品可增至 10g）。

用法：将胖大海压碎，与薄荷、甘草一同放入杯中，冲入沸水，加盖闷泡 10 ～ 15 分钟，待胖大海完全膨胀后饮用。

功效：清热利咽，疏风解表，润肠通便。

临床应用：主治风热感冒导致的发热、咽痛、咳嗽痰黄，急性咽炎或扁桃体炎导致的咽喉红肿、声音嘶哑，肺热咳嗽导致的干咳少痰或痰黄黏稠，胃肠积热便秘。

注意事项：脾胃虚寒者忌用。风寒感冒者不宜食用。低血压患者（胖大海有降压作用）慎用。本品不宜长期服用，孕妇慎用。

十三、蒲公英

【来源】本品为菊科植物蒲公英、碱地蒲公英或同属数种植物的干燥全草。

【别名】凫公英、蒲公草、婆婆丁等。

【性味归经】味苦、甘，性寒。归肝、胃经。

【功效】清热解毒，消肿散结，利尿通淋。

【应用】用于痈肿，疔疮，乳痈，肺痈，肠痈，瘰疬，湿热黄疸，热淋涩痛，目赤，咽喉疼痛等。

【用法】内服：煎汤，或鲜品捣汁，或入丸剂、散剂。外用：鲜品捣敷。

【用量】内服：10 ～ 15g。外用：适量。

【注意事项】阳虚外寒、脾胃虚弱者忌食，非实热证及阴疽者慎食。

【临床应用举例】蒲公英汤（出自《医学衷中参西录》）。

组成：鲜蒲公英 120g（根、茎、叶、花全用，去除残花），若无鲜品，可用干蒲公英 60g 代替。

用法：将蒲公英加水煎煮，取药汁约 400mL，温服约 200mL，剩余药汁趁热熏洗患眼，利用热气促进药物渗透。

功效：清热解毒，消肿止痛。

临床应用：常用于过敏性结膜炎、干眼症导致的目赤流泪，长期用眼过度、熬夜导致的眼干涩、视物模糊等。

注意事项：脾胃虚寒者慎用。过敏体质者首次使用需先用小剂量进行测试。熏眼时温度不宜过高，避免烫伤。化脓性眼病（如细菌性角膜溃疡）需结合抗生素治疗，不可单用本方。孕妇慎用。

十四、桑椹

【来源】本品为桑科植物桑的干燥果穗。

【别名】葚、桑实、乌椹、文武实、黑椹、桑枣、桑葚子、桑果等。

【性味归经】味甘、酸，性寒。归肝、肾经。

【功效】滋阴补血，生津润燥。

【应用】用于肝肾阴虚，眩晕，耳鸣，心悸，失眠，须发早白，津伤口渴，内热消渴，肠燥便秘等。

【用法】煎汤，或浸酒，或生食，或入丸剂、散剂、膏剂。

【用量】9～15g。

【注意事项】脾胃虚寒、便溏泄泻者及孕妇禁食。

【临床应用举例】桑椹桂圆汤（出自《生草药性备要》）。

组成：桑椹（干品）15～30g，桂圆肉（干品）10～15g。

用法：将桑椹、桂圆肉洗净，加水煮沸后转小火煎煮15～20分钟，滤渣取汁。代茶饮，每日1～2次，每次200～300mL。

功效：滋阴养血，安神助眠，润肠通便。

临床应用：适用于血虚证，症见面色苍白、头晕乏力、月经量少；心脾两虚失眠，症见多梦易醒、心悸怔忡、记忆力减退；病后体虚如产后、术后或久病气血不足者；以及神经衰弱、更年期综合征等。

注意事项：湿热体质如舌苔黄腻、口苦者慎用。糖尿病患者需控制桂圆用量，避免血糖波动。

十五、桑叶

【来源】本品为桑科植物桑的干燥叶。

【别名】铁扇子、蚕叶等。

【性味归经】味甘、苦，性寒。归肺、肝经。

【功效】疏散风热，清肺润燥，清肝明目。

【应用】用于风热感冒，温病初起，肺热咳嗽，燥热咳嗽，肝阳上亢，头痛，眩晕，目赤肿痛，目暗昏花等。

【用法】内服：煎汤，或入丸剂、散剂。外用：煎水外洗或鲜品捣敷。

【用量】内服：5～10g。外用：适量。

【注意事项】肝阴亏虚者禁食。

【临床应用举例】桑麻丸（最早见于明代龚廷贤所著的《寿世保元》，原名为扶桑至宝丹，后被清代董西园收录于《医级宝鉴》中，并更名为桑麻丸）。

组成：桑叶末 500g，黑芝麻 120g，白蜜 500g。

用法：将黑芝麻捣碎熬浓汁，与白蜜炼至"滴水成珠"，加入桑叶末，制成梧桐子大小的丸剂，早上用淡盐汤送服，晚上用黄酒送服（现代多改为用温开水送服）。每次 6～9g，每日 2～3 次，空腹或饭后服用。

功效：补益肝肾，养血明目，润燥通便。

临床应用：多用于肝肾阴虚，症见头晕眼花、须发早白、肌肤甲错；干眼症，症见眼干、畏光、泪液分泌减少。

注意事项：脾胃虚寒、便溏者忌服。肝经湿热证，症见眼红、口苦、舌苔黄腻者慎用。糖尿病患者可减少白蜜用量或改用无糖配方。

十六、山银花

【来源】本品为忍冬科植物灰毡毛忍冬、红腺忍冬、华南忍冬或黄褐毛忍冬的干燥花蕾或带初开的花。

【别名】土忍冬等。

【性味归经】味甘，性寒。归肺、心、胃经。

【功效】清热解毒，疏散风热。

【应用】用于痈肿，疔疮，喉痹，丹毒，风热感冒，温病发热等。

【用法】内服：煎汤，或入丸剂、散剂。外用：鲜品捣敷。

【用量】内服：6～15g。外用：适量。

【注意事项】脾胃虚寒、疮疡属阴证者及阳气不足者慎食。

【临床应用举例】银花露（出自《全国中药成药处方集》）。

组成：山银花500g。

用法：用蒸气蒸馏法，每500g干山银花可制成银花露2kg。每日3次，每次60g，隔水温服。

功效：清热解毒。

临床应用：适用于瘟毒热盛、口渴咽干、痈疽、疮疖、痱子及小儿斑疹热毒。

注意事项：脾胃虚寒及阳气不足者慎食。阴证疮疡（皮色不变、不红不热）者不宜食用。

十七、铁皮石斛

【来源】本品为兰科植物铁皮石斛的干燥茎。

【别名】环草、铁皮兰、黑节草、林兰、铁皮枫斗等。

【性味归经】味甘，性微寒。归胃、肾经。

【功效】益胃生津，滋阴清热。

【应用】用于热病津伤，口干烦渴，胃阴不足，食少，干呕，病后虚热不退，阴虚火旺，骨蒸劳热，目暗不明，筋骨痿软等。

【用法】煎汤，或入丸剂、散剂。

【用量】6～12g，鲜品15～30g。

【注意事项】虚而无火者忌食。温热病早期阴未伤者、湿温病未化燥者、脾胃虚寒者均禁食。

【临床应用举例】石斛老鸭汤（出自《本草纲目拾遗》）。

组成：老鸭 500g（半只，以 2 年以上者为佳），鲜铁皮石斛 30g（或干铁皮石斛 10g），枸杞子 10g，生姜 3 片，盐少许。

用法：将老鸭洗净、切块，焯水去血沫。将鲜铁皮石斛洗净、切段（干铁皮石斛需提前浸泡 30 分钟）。将鸭肉、石斛、枸杞子、生姜放入砂锅，加清水没过食材，大火煮沸后转小火慢炖 1.5 ～ 2 小时，至鸭肉酥烂，出锅前加盐调味，去浮油后食用。每周 2 ～ 3 次，每次 1 碗（约 300mL）。

功效：滋阴清热，养胃生津，补虚强身，明目润燥。

临床应用：主治胃阴亏虚证，表现为胃脘隐痛、口干舌燥、舌红少苔。常用于慢性胃炎，改善胃痛、反酸、食欲差等症状；阴虚燥热型糖尿病，缓解口干、多饮、消瘦；干燥综合征，改善口眼干燥、皮肤皲裂；结核病、更年期综合征等。

注意事项：脾胃虚寒者忌用。感冒发热、湿温病未化燥者不宜食用。本品不宜与寒性食物同食。孕妇慎用。

十八、天冬

【别名】天门冬、明天冬、天冬草、倪铃、寸金、儿多母苦。

【来源】本品为百合科植物天冬的干燥块根。

【性味归经】味甘、苦，性寒。归肺、肾经。

【功效】养阴润燥，清肺生津。用于肺燥干咳，顿咳痰黏，咽干口渴，肠燥便秘。

【用法】煎汤，或入丸剂、散剂。

【用量】6 ～ 12g。

【注意事项】脾胃虚寒泄泻、胃有痰饮湿浊及风寒咳嗽者均忌服。

【临床应用举例】三才丸（出自《儒门事亲》）。

组成：天冬（去心）6 ～ 12g，人参 3 ～ 9g，熟地黄（焙）9 ～ 15g。

用法：将天冬、人参、熟地黄研磨成细粉，加入适量炼蜜（蜂蜜加热炼制）作为黏合剂。将药粉与炼蜜充分混合，反复揉搓至均匀可塑，搓成长条，分割成大小均匀如梧桐子大的小丸，晾干或低温烘干，密封储存。每次服用 50 ～ 70 丸（相当于现代 6 ～ 9g 药粉量），或遵医嘱。用温开水或淡盐汤送服，饭前或空腹服用，每日 2 次（早晚各 1 次）。

功效：益气养阴，滋肾补脾。

临床应用：主治虚劳，如各种慢性消耗性疾病、大病久病后，或年老体弱导致的气血阴阳亏虚证，表现为形体消瘦、神疲乏力、少气懒言、口干咽燥、潮热盗汗、五心烦热、干咳少痰、腰膝酸软、头晕耳鸣、须发早白、食欲不振、大便干燥、舌红少苔或舌淡苔少、脉细弱或细数等。常用于慢性疲劳综合征、肿瘤放化疗后调理、更年期综合征、干燥综合征、慢性支气管炎、贫血、神经衰弱、失眠等。

注意事项：实证、热证如高热、面红目赤、口苦、便秘、舌红苔黄厚腻、脉洪数有力者禁用或慎用。湿热内蕴，脘腹胀闷、口苦黏腻、大便黏滞不爽、舌苔黄腻者禁用或慎用。痰湿壅盛，咳嗽痰多、色白质稀、胸闷脘痞、舌苔白腻者禁用或慎用。脾虚湿阻，食欲不振、腹胀便溏、舌淡胖有齿痕苔白腻者慎用。阳气亏虚，畏寒肢冷、小便清长、大便溏泄、舌淡胖苔白滑者慎用。

十九、夏枯草

【来源】本品为唇形科植物夏枯草的干燥果穗。

【别名】棒槌草、铁色草、大头花、夏枯头、麦夏枯、铁色草等。

【性味归经】味辛、苦，性寒。归肝、胆经。

【功效】清肝泻火，明目，散结消肿。

【应用】用于目赤肿痛，目珠夜痛，头痛，眩晕，瘿瘤，瘰疬，乳痈，乳癖，乳房胀痛等。

【用法】煎汤，或入丸剂、散剂、膏剂。

【用量】9 ～ 15g。

【注意事项】脾胃虚弱者慎食。

【临床应用举例】夏枯草菊花决明子茶（出自《本草汇言》）。

组成：夏枯草 9 ～ 15g，菊花 6 ～ 10g，决明子（炒制）9 ～ 15g。

用法：将决明子炒至微香（减其寒性），捣碎。将夏枯草、菊花洗净。将 3 药共置杯中，用沸水 300 ～ 500mL 冲泡，加盖闷 10 ～ 15 分钟。每日 1 剂，代茶频饮，症状缓解即停。

功效：清肝泻火，明目退翳，降压降脂。

临床应用：主治肝火上炎证，症见目赤肿痛、头痛眩晕、急躁易怒；肝阳上亢型高血压，症见头晕目眩、面红耳赤；干眼症；视疲劳；高脂血症。

注意事项：脾胃虚寒者忌用。低血压患者忌用。孕妇慎用。本品不宜空腹饮用，以免刺激胃肠。服药期间忌辛辣、油腻食物，以免助热生湿。

二十、鲜白茅根

【来源】本品为禾本科植物白茅的新鲜根茎。

【别名】茅根、兰根、白花茅根、茅草根等。

【性味归经】味甘，性寒。归肺、胃、膀胱经。

【功效】凉血止血，清热利尿。

【应用】用于血热导致的咯血、吐血、衄血、尿血等，热病烦渴，肺热咳嗽，胃热呕吐，湿热黄疸，水肿尿少，热淋涩痛等。

【用法】煎汤，或鲜品捣汁。

【用量】30 ～ 60g。

【注意事项】虚寒出血、呕吐、溲多不渴者禁食。

【临床应用举例】白茅根散（出自《太平圣惠方》）。

组成：白茅根（锉）30g，百合 30g，陈橘皮（汤浸，去白瓤，焙）30g，葛根（锉）30g，人参（去芦头）30g。

用法：将上药研为粗散，每次 15g，加水约 200mL，煎至约 100mL，去滓温服，不拘时候。现代用法：可直接煎汤，白茅根 30g，其余药物各 10 ～ 15g，水煎服，每日 1 剂，分 2 次服用。

功效：清热降逆，和胃止呕，益气生津。

临床应用：主治热病哕逆，胃热烦渴。常用于感染性疾病恢复期，如流感、肺炎后遗留的胃热呃逆。功能性消化不良，症见嗳气、反酸、食欲不振。

注意事项：脾胃虚寒（畏寒、便溏）者忌用。外感风寒初起无热者不宜食用。

二十一、鲜芦根

【来源】本品为禾本科植物芦苇的新鲜根茎。

【别名】芦茅根、苇根、甜梗子、芦头等。

【性味归经】味甘，性寒。归肺、胃经。

【功效】清热泻火，生津止渴，除烦，止呕，利尿。

【应用】用于热病烦渴，肺热咳嗽，肺痈吐脓，胃热呕哕，热淋涩痛等。

【用法】煎汤，或入丸剂、散剂，或鲜品捣汁饮用。

【用量】15～30g。鲜品用量加倍。

【注意事项】脾胃虚寒者慎食。

【临床应用举例】芦根粥（出自《太平圣惠方》）。

组成：鲜芦根150g，粳米50g，生姜3片。

用法：将鲜芦根洗净、切碎，加水煎煮30分钟，去渣取汁，在药汁中加入淘净的粳米、生姜，熬煮成粥，粥成后调入蜂蜜，分2次温服。

功效：清热生津，除烦止呕，润肺止咳。

临床应用：主治外感发热后津伤口渴；胃热呕吐，表现为呕逆、口干舌红；肺热咳嗽，症见痰少难咳、咽喉干燥。常用于胃食管反流，慢性咽炎。

注意事项：脾胃虚寒者慎用。本品不宜长期服用。孕妇慎用。糖尿病患者去蜂蜜食用。

二十二、鱼腥草

【来源】本品为三白草科植物蕺菜的新鲜全草或干燥地上部分。

【别名】折耳根、蕺菜、菹子、臭菜、侧耳根、臭腥草等。

【性味归经】味辛，性微寒。归肺经。

【功效】清热解毒，消痈排脓，利尿通淋。

【应用】用于肺痈吐脓，痰热喘咳，热痢，热淋，痈肿，疮毒等。

【用法】内服：煎汤，或入丸剂、散剂，或鲜品捣汁饮用。鲜品用量宜加倍，水煎或捣汁服。外用：捣敷或煎汤熏洗患处。

【用量】内服：15～25g。外用：适量。

【注意事项】不宜久煎，虚寒证及阴证疮疡者忌食。

【临床应用举例】鱼腥草车前草茶（出自《分类草药性》）。

组成：鲜鱼腥草50g（干品15～30g），鲜车前草50g（干品15～30g）。

用法：将鲜鱼腥草洗净切段（干品略浸泡后切段），与鲜车前草一同放入锅中，加水500mL，用大火煮沸后转小火煎煮15～20分钟，去渣取汁，代茶饮，每日1～2次，连服3～5天，症状缓解即停。

功效：清热利尿，解毒排脓，化痰止咳。

临床应用：主治泌尿系感染（如膀胱炎、尿道炎）；肺热咳嗽，症见痰黄黏稠、咽喉肿痛（如支气管炎、扁桃体炎）；疖肿、痈疽初起（可内服兼外洗）。

注意事项：孕妇慎用。脾胃虚寒者慎用。本品不宜长期服用。

二十三、玉竹

【来源】本品为百合科植物玉竹的干燥根茎。

【别名】葳蕤、委萎、女萎、萎香等。

【性味归经】味甘，性微寒。归肺、胃经。

【功效】养阴润燥，生津止渴。

【应用】用于肺胃阴伤，燥热咳嗽，咽干，口渴，内热消渴等。

【用法】内服：煎汤，或入膏剂，或入丸剂、散剂。外用：鲜品捣敷。

【用量】内服：6～12g。外用：适量。

【注意事项】痰湿气滞者禁食，脾虚便溏者慎食。对阴虚有热者，宜生用。

【临床应用举例】玉竹粥（出自《粥谱》）。

组成：玉竹15～20g（鲜品30～60g），粳米100g，冰糖适量。

用法：将玉竹洗净、切碎，煎取浓汁去渣。将粳米淘净，与玉竹汁同煮为稀粥，粥成后加冰糖稍煮 1 ～ 2 沸即可。每日 1 ～ 2 次，温热食用，5 ～ 7 天为 1 个疗程。

功效：滋阴润肺，生津止渴。

临床应用：主治肺阴不足证，症见干咳少痰、喉痒声嘶；胃阴虚证，症见口干舌燥、消谷易饥；高热病后津伤口渴、阴虚低热。常用于肺燥型慢性支气管炎、更年期综合征。

注意事项：痰湿内盛证，表现为胃胀、舌苔厚腻者忌服。脾胃虚寒证，症见便溏畏寒者慎用。糖尿病患者可去冰糖或改用代糖。

二十四、栀子

【来源】本品为茜草科植物栀子的干燥成熟果实。

【别名】山栀子、黄栀子、红栀子、越桃、枝子、木丹等。

【性味归经】味苦，性寒。归心、肺、三焦经。

【功效】泻火除烦，清热利湿，凉血解毒。

【应用】用于热病心烦，湿热黄疸，淋证涩痛，血热吐衄，目赤肿痛，火毒疮疡。外用：消肿止痛，治疗扭挫伤痛等。

【用法】内服：煎汤，或入丸剂、散剂。外用：研末调敷。

【用量】内服：6 ～ 10g。外用：适量。

【注意事项】脾虚便溏、胃寒作痛者慎食。

【临床应用举例】栀子豉汤（出自《伤寒论》）。

组成：栀子（劈）9g，香豉（绵裹）6g。

用法：先煮栀子，取汁 250mL，再加入豆豉，煮至 150mL，去滓。分 2 次温服，若服药后出现呕吐，则停服。现代用法：水煎服，每日 1 剂，分 2 次服。

功效：清宣郁热，除烦止躁。

临床应用：主治热郁胸膈证，表现为虚烦不得眠、心中烦闷难耐、坐卧不安、胸中窒塞（胸闷如堵）、心中结痛（胸膈灼热疼痛）、舌红苔微黄、脉数。常用于抑郁症、焦虑症、更年期综合征、神经衰弱的辅助治疗。

注意事项：脾胃虚寒及便溏者忌用。风寒表证未解者不宜食用（需先解表）。

第四节　凉性药食两用品种

一、薄荷

【来源】本品为唇形科植物薄荷的干燥地上部分。

【别名】番荷菜、蕳荷、夜息花、南薄荷、猫儿薄苛、野薄荷、土薄荷等。

【性味归经】味辛，性凉。归肺、肝经。

【功效】疏散风热，清利头目，利咽，透疹，疏肝行气。

【应用】用于风热感冒，温病初起，风热上攻，头痛眩晕，目赤多泪，喉痹，咽喉肿痛，口舌生疮，麻疹不透，风疹瘙痒，肝郁气滞，胸胁胀闷等。

【用法】煎汤，宜后下，不宜久煎，或入丸剂、散剂。

【用量】3～6g。

【注意事项】阴虚血燥、肝阳偏亢、表虚汗多者忌食。

【临床应用举例】薄荷甘桔杏子汤（出自《医方简义》）。

组成：薄荷 3g，甘草 1.5g，桔梗 4.5g，杏仁（去皮尖）9g。

用法：将上药加水煎煮，去滓取汁，温服。每日 1 剂，分 2 次服用，连用 3～5 日。

功效：疏风清热，宣肺止咳，利咽解毒。

临床应用：主治冬温初起，风热咳嗽。常用于风热型感冒、急性支气管炎早期、咽喉炎、小儿风热咳嗽。

注意事项：风寒咳嗽（痰白稀、恶寒无汗）者忌用。脾胃虚寒者慎用。本品不宜久服。孕妇慎用。

二、布渣叶

【来源】本品为椴树科植物破布叶的干燥叶。

【别名】破布叶等。

【性味归经】味微酸，性凉。归脾、胃经。

【功效】消食化滞，清热利湿。

【应用】用于饮食积滞，感冒发热，湿热黄疸等。

【用法】煎汤，或入丸剂、散剂。

【用量】15～30g。

【注意事项】脾胃虚寒便溏及胃痛者慎食或禁食。

【临床应用举例】布渣叶茶（出自《生草药性备要》）。

组成：布渣叶 10～15g（鲜品可增至 30g），绿茶 3～5g。

用法：将布渣叶洗净，与绿茶一同放入茶壶或热水瓶中，冲入沸水约 1000mL，加盖闷泡 10～15 分钟。代茶频饮，每日 1～2 次，饭后饮用，效果更佳。小儿呃逆、消化不良者可少量多次服用。

功效：清热消滞，利湿退黄，和胃降逆。

临床应用：主治食积腹胀、湿热黄疸（轻症）、暑热烦渴。常用于功能性消化不良、小儿积食（轻症）。

注意事项：脾胃虚寒者慎用。孕妇慎用。本品不宜过量食用。

三、淡豆豉

【来源】本品为豆科植物大豆的成熟种子的发酵加工品。

【别名】香豉、淡豉、豆豉、豉等。

【性味归经】味苦、辛，性凉。归肺、胃经。

【功效】解表，除烦，宣发郁热。

【应用】用于风热感冒，寒热头痛，烦躁，胸闷，虚烦不眠等。

【用法】内服：煎汤，或入丸剂、散剂。外用：捣敷或炒焦研末调敷。

【用量】内服：6～12g。外用：适量。

【注意事项】脾胃虚寒者慎食。

【临床应用举例】葱豉汤（出自《肘后备急方》）。

组成：葱白3～7根，淡豆豉30g。

用法：将上药以水600mL，煮取200mL，顿服（一次性喝完），以取汗为效。现代用法：将葱白（带须）5～7根，淡豆豉30g，一同用水煎10～15分钟，趁热服用，盖被取汗。

功效：通阳发汗，解表散寒。

临床应用：主治外感风寒轻症，症见微恶风寒、低热、头痛、鼻塞流清涕、喷嚏、无汗。

注意事项：风热感冒（发热重、咽痛、痰黄）者禁用。表虚多汗、阴虚内热者不宜食用。本品不宜久服，汗出即停止服用，避免过汗伤津。

四、粉葛

【来源】本品为豆科植物甘葛藤的干燥根。

【别名】葛根、甘葛、葛条等。

【性味归经】味甘、辛，性凉。归脾、胃经。

【功效】解肌退热，生津止渴，透疹，升阳止泻，通经活络，解酒毒。

【应用】用于外感发热头痛，项背强痛，麻疹不透等。

【用法】煎汤，或入丸剂、散剂，或鲜品捣汁服食。

【用量】10～15g。

【注意事项】脾胃虚寒者慎食。表虚多汗者禁食。

【临床应用举例】解酒化毒丹（出自《古今医鉴》）。

组成：滑石（水飞）600g，白粉葛90g，大粉草90g。

用法：将上述药物研为末，不拘时候，每次用9g，用冷水冲服，每日2～3次。

功效：解表退热，和胃除烦，散寒止呕。

临床应用：主治饮酒过多，遍身发热，口干烦渴，小便亦少。

注意事项：孕妇慎用。本品不宜久服。

五、葛根

【来源】本品为豆科植物野葛的干燥根。

【别名】干葛、甘葛、黄葛根、葛子根、鸡齐根等。

【性味归经】味甘、辛，性凉。归脾、胃、肺经。

【功效】解肌退热，生津止渴，透疹，升阳止泻，通经活络，解酒毒。

【应用】用于外感发热头痛，项背强痛，热病，口渴，消渴，麻疹不透，热痢，脾虚泄泻，中风偏瘫，胸痹心痛，眩晕，头痛，酒毒伤中等。

【用法】煎汤，或入丸剂、散剂，或鲜品捣汁服食。

【用量】10～15g。

【注意事项】脾胃虚寒者慎食。表虚多汗者禁食。

【临床应用举例】葛根桂枝人参汤（出自《辨证录》）。

组成：葛根9g，桂枝1.5g，人参3g。

用法：将葛根、人参、桂枝加水煎煮，煎至药液浓缩后，温服。每日1剂，分2次服用，或根据病情调整用量。

功效：解肌发表，升阳止泻，调和营卫。

临床应用：主治太阳阳明合病，症见头痛、项背强痛、恶寒发热。常用于胃肠型感冒（风寒袭表，兼有腹泻）、急性肠炎（外感风寒，内伤湿滞）。

注意事项：风热感冒（高热、咽痛、舌红苔黄）者不宜使用。阴虚内热（口干舌燥、盗汗）者慎用。服药期间忌生冷、油腻食物，以免加重腹泻。本品不宜长期服用。

六、菊苣

【来源】本品为菊科植物毛菊苣或菊苣的干燥地上部分或根。

【别名】卡斯尼等。

【性味归经】味微苦、咸，性凉。归肝、胆、胃经。

【功效】清肝利胆，健胃消食，利尿消肿。

【应用】用于湿热黄疸，胃痛，食少，水肿尿少等。

【用法】煎汤，或入丸剂、散剂。

【用量】9～18g。

【注意事项】脾胃虚寒者慎食。

【临床应用举例】菊苣粥（出自《本草纲目》）。

组成：菊苣15g，粳米100g，适量清水。

用法：将菊苣洗净，去除杂质，然后切碎。将切碎的菊苣放入锅中，加入适量清水，用小火煮20～30分钟，煮至菊苣的有效成分充分溶出，得到菊苣汁液。将粳米淘洗干净，放入煮菊苣汁的锅中，继续用小火煮，煮至粳米熟烂成粥。

功效：健脾益胃，清肝利胆，利尿消肿。

临床应用：本品对于脾胃虚弱引起的消化不良、食欲不振有一定的改善作用，同时可帮助缓解肝胆湿热导致的胁肋胀痛、口苦、黄疸等症状，还能在一定程度上促进尿液排出，减轻水肿。

注意事项：菊苣性寒，脾胃虚寒者应谨慎食用，否则会加重脾胃虚寒的症状，引起腹痛、腹泻等。本品不宜过量食用。

七、罗汉果

【来源】本品为葫芦科植物罗汉果的干燥果实。

【别名】假苦瓜、光果木鳖、拉汗果、金不换、罗汉表等。

【性味归经】味甘，性凉。归肺、大肠经。

【功效】清热润肺，利咽开音，滑肠通便。

【应用】用于肺热燥咳，咽痛，失音，肠燥便秘等。

【用法】煎汤，或开水泡服，或入丸剂、散剂。

【用量】9～15g。

【注意事项】肺寒及肺气虚弱者忌食。

【临床应用举例】罗汉果茶（出自《岭南采药录》）。

组成：罗汉果1个（15～20g）。

用法：将罗汉果洗净，压碎或瓣成小块（带壳或去壳均可），放入杯中，冲入沸水500～800mL，加盖闷泡10～15分钟，可反复冲泡2～3次，至味淡为止。代茶频饮，症状缓解后停用，不宜长期饮用。

功效：清肺利咽，化痰止咳，润肠通便。

临床应用：主治肺热痰火咳嗽，症见咳嗽、痰黄、口干咽痛；急慢性咽喉炎，症见咽干、咽痒、声音嘶哑；肠燥便秘，症见大便干结、排便困难。

注意事项：脾胃虚寒者忌服。风寒咳嗽（痰白稀、畏寒无汗）者不宜服用。孕妇慎用。

八、西洋参

【来源】本品为五加科植物西洋参的干燥根。

【别名】洋参、西参、花旗参、广东人参等。

【性味归经】味甘、微苦，性凉。归心、肺、肾经。

【功效】补气养阴，清热生津。

【应用】用于气虚，阴亏，虚热烦倦，咳喘咯血，口燥，咽干，内热消渴等。

【用法】煎汤，或入丸剂、散剂，或磨粉冲服。

【用量】3～6g。另煎兑服。

【注意事项】中阳衰微、胃有寒湿者忌食。本品不宜与藜芦同食。

【临床应用举例】玉灵膏（出自《随息居饮食谱》）。

组成：龙眼肉（桂圆肉）10份，西洋参1份，白糖或冰糖少量。

用法：将龙眼肉捣烂，西洋参研粉，混合后加糖拌匀，放入瓷碗内，盖上纱布，隔水蒸40～100小时（传统方法要求蒸百次，现代大多蒸40小时以上以去燥热）。每日服用1～2次，每次1匙（约10g），开水冲服。

功效：补血益气，安神助眠，健脾养胃。

临床应用：主治气血两虚证。常用于神经衰弱、贫血、更年期综合征、慢性疲劳综合征等。

注意事项：孕妇、儿童不宜服用。痰火内盛或湿热体质（大便黏滞、舌苔黄腻）者忌用。感冒、发热期间停服。脾胃虚弱者宜少量多次服用。糖尿病患者慎用。

九、小蓟

【来源】本品为菊科植物刺儿菜的干燥地上部分。

【别名】猫蓟、青刺蓟、千针草、枪刀菜、刺儿菜、刺菜、曲曲菜、青青菜、荠荠菜、刺角菜、野红花等。

【性味归经】味甘、苦，性凉。归心、肝经。

【功效】凉血，止血，散瘀，解毒，消痈。

【应用】用于血热导致的衄血、吐血、尿血、血淋、便血、崩漏，外伤出血，痈肿，疮毒等。

【用法】煎汤，或捣汁冲服，或入丸剂、散剂。

【用量】5～12g。

【注意事项】虚寒性出血、无瘀滞及脾胃虚寒者禁食。

【临床应用举例】小蓟粥（出自《本草纲目》）。

组成：小蓟 10～15g（鲜品 30～60g），粳米 50～100g。

用法：将小蓟浸泡 30 分钟，洗净、切碎（鲜品无须浸泡）。将粳米淘净，加水煮粥至半熟时，加入小蓟，继续煮至粥熟，可依个人口味加盐或红糖调味。每日 1～2 次，温热服用，连服 3～5 天。

功效：凉血止血，清热消肿，利尿通淋。

临床应用：主治血热出血证、热毒疮疡。常用于功能性子宫出血、急性泌尿系感染、皮肤感染。

注意事项：脾胃虚寒者慎用。忌用铁器煎煮。孕妇慎用。

十、余甘子

【来源】本品为大戟科植物余甘子的干燥成熟果实。

【别名】滇橄榄、土橄榄、庵摩勒、油柑子等。

【性味归经】味甘、酸、涩，性凉。归肺、胃经。

【功效】清热凉血，消食健胃，生津止咳。

【应用】用于血热血瘀，消化不良，腹胀，咳嗽，喉痛，口干等。

【用法】煎汤，或入丸剂、散剂，或鲜品捣汁冲服。

【用量】3～9g。

【注意事项】脾胃虚寒者慎食。

【临床应用举例】余甘子煎（此为民间方，出自《常用中草药手册》）。

组成：余甘子15～30g（鲜品10～30个）。

用法：将余甘子用水煎服，或研末冲服。

功效：清热利咽，润肺化痰，生津止渴。

临床应用：常用于感冒发热、急性上呼吸道感染、慢性咽炎、维生素C缺乏症（坏血病）、高血压（鲜果嚼服）。

注意事项：脾胃虚寒者慎用。孕妇慎用。过敏体质者外用可能引起皮肤刺激。糖尿病患者慎用。

十一、薏苡仁

【来源】本品为禾本科植物薏苡的干燥成熟种仁。

【别名】薏珠子、薏米、薏苡、苡米、薏仁米、菩提子、菩提珠等。

【性味归经】味甘、淡，性凉。归脾、胃、肺经。

【功效】利水渗湿，健脾止泻，除痹，排脓，解毒散结。

【应用】用于水肿脚气，小便不利，脾虚泄泻，湿痹拘挛，肺痈，肠痈，赘疣，癌肿等。

【用法】煎汤，或入丸剂、散剂。本品力缓，宜多服久服。

【用量】9～30g。

【注意事项】脾虚无湿、大便燥结者及孕妇慎食。

【临床应用举例】薏苡仁汤（出自《儒门事亲》）。

组成：桔梗30g，甘草60g，炙薏苡仁90g。

用法：将上述3味药锉碎如麻豆大，每次取15g，用水煎，加入糯米少许同煮，待米熟软后去滓，饭后温服。

功效：健脾祛湿，止咳化痰。

临床应用：常用于痰湿型慢性支气管炎，症见长期咳嗽、痰多黏腻；痰湿阻滞型咽喉炎，症见咽部异物感、痰黏难咳。

注意事项：脾胃虚寒者慎用。孕妇慎用。

第五节　平性药食两用品种

一、白扁豆花

【来源】本品为豆科植物扁豆的花蕾。

【别名】南豆花等。

【性味归经】味甘，性平。归脾、胃、大肠经。

【功效】健脾和胃，消暑化湿。

【应用】用于痢疾，泄泻，赤白带下等。

【用法】煎汤，或研末冲服。

【用量】3～6g。

【注意事项】暂无。

【临床应用举例】扁豆花馄饨方（出自《本草纲目》）。

组成：新鲜白扁豆花 100g，瘦猪肉 100g，白面粉 150g，酱油适量，味精适量，胡椒 7 粒，葱 1 根。

用法：将白扁豆花洗净，用沸水焯过后沥干（焯花的水保留）；将猪肉剁泥，葱切碎，胡椒炸后研末，与酱油拌成馅；用焯花的水和面，擀皮包成小馄饨，煮熟食用。每日 1 次，连服 3～5 天。

功效：健脾化湿，和中止泻。

临床应用：主治脾虚湿盛型泄泻。常用于慢性肠炎、功能性消化不良、细菌性痢疾等的辅助治疗。

注意事项：湿热痢疾者忌用（大便臭秽、里急后重明显）。急性腹泻者慎用。过敏体质者慎用。

二、白果

【来源】本品为银杏科植物银杏的干燥成熟种子。

【别名】白果仁、灵眼、佛指甲、鸭脚子等。

【性味归经】味甘、苦、涩，性平；有毒。归肺、肾经。

【功效】敛肺定喘，止带缩尿。

【应用】用于痰多喘咳，带下白浊，遗尿，尿频等。

【用法】内服：煎汤，或鲜品捣汁冲服，或入丸剂、散剂。外用：捣敷。

【用量】内服：3～9g。外用：适量。

【注意事项】本品生食有毒。有实邪者忌食。生食或炒食过量可致氢氰酸中毒，小儿误食中毒尤为常见。食用过量中毒，可出现发烧、呕吐、腹泻、惊厥、抽搐、肢体强直、皮肤青紫、瞳孔散大、脉弱而乱，甚者昏迷不醒。中毒解救方法：可洗胃，导泻，服鸡蛋清、活性炭，并对症处理，如皮肤青紫可给氧气或人工呼吸，出现抽搐可使用镇静剂，遇有昏迷可吸入氨水，或注射兴奋剂。

【临床应用举例】煨白果方（出自《本草纲目》）。

组成：白果适量。

用法：将白果带壳炒熟或煨熟后，去壳取仁食用。一般每次食用 5～10 枚为宜，不可过量。

功效：敛肺气，定喘嗽，止带浊，缩小便。

临床应用：主治哮喘、痰嗽、白带、白浊、遗精、尿频等。对于肺气不敛所致的久咳虚喘，常配伍其他止咳平喘药同用。治疗带下白浊，可与山药、芡实等健脾祛湿药配伍。治遗精、尿频，可与金樱子、桑螵蛸等固精缩尿药同用。

注意事项：白果有小毒，不可过量食用，否则可能出现恶心、呕吐、腹痛、腹泻、抽搐等中毒症状。小儿尤其要注意控制用量，体质虚弱者也应慎用。白果性收敛，咳嗽痰稠者不宜单独食用。

三、赤小豆

【来源】本品为豆科植物赤小豆的干燥成熟种子。

【别名】赤豆、小豆、红豆、红小豆等。

【性味归经】味甘、酸，性平。归心、小肠经。

【功效】利水消肿，解毒排脓。

【应用】用于水肿胀满，脚气浮肿，黄疸，尿赤，风湿热痹，痈肿，疮毒，肠痈腹痛等。

【用法】内服：煎汤，或入丸剂、散剂。外用：研末调敷。

【用量】内服：9～30g。外用：适量。

【注意事项】阴虚津伤者慎食。

【临床应用举例】赤小豆鲤鱼汤（出自《备急千金要方》）。

组成：鲤鱼1条（约500g），赤小豆30～50g，生姜3～5片。

用法：将鲤鱼去鳞、鳃、内脏（可保留鱼鳞以增加钙质溶出），洗净。将赤小豆浸泡2小时。将鲤鱼、赤小豆、生姜加水适量同煮，大火煮沸后转小火炖1～2小时至汤色乳白、赤小豆软烂，加少许盐调味。每日1剂，分2次服用（喝汤食肉）。

功效：利水消肿，健脾祛湿，通乳。

临床应用：主治脾虚水停、肝郁脾虚之证。常用于妊娠合并羊水过多、肝硬化腹水、慢性肾炎水肿、营养不良性水肿。长期服用本品可减少蛋白尿，改善低蛋白血症。

注意事项：湿热壅盛证，表现为舌苔黄腻、小便黄者慎用。肾功能衰竭者禁用。服用期间低盐饮食，避免钠水潴留。本品忌与寒凉食物（如绿豆、西瓜）同服，以免影响药效。过量服用可能引起腹胀、腹泻。

四、代代花

【来源】本品为芸香科植物代代花的花蕾。

【别名】酸橙花、玳玳花、枳壳花等。

【性味归经】味辛、甘、微苦，性平。归脾、胃经。

【功效】理气宽胸，和胃止呕。

【应用】用于胸中痞闷，脘腹胀痛，不思饮食，恶心，呕吐等。

【用法】煎汤，或入丸剂、散剂。

【用量】1.5 ～ 2.5g。

【注意事项】孕妇禁食。

【临床应用举例】代代花茶饮（出自《饮片新参》）。

组成：代代花 3 ～ 6g。

用法：将代代花放入杯中，用沸水冲泡，加盖闷泡 10 ～ 15 分钟后即可饮用，可反复冲泡。

功效：理气解郁，和胃醒脾。

临床应用：主治肝郁气滞所致的胸膈满闷、胁肋胀痛、胃脘痞满、恶心呕吐等症状。本品对于情绪不畅导致的脾胃功能失调，有一定的调理作用。代代花茶饮具有一定的舒缓情绪、改善心情的作用，有助于缓解焦虑、抑郁等不良情绪。

注意事项：孕妇慎用。本品不宜过量饮用。脾胃虚寒者慎用。饮用代代花茶饮期间，应避免食用生冷、油腻、辛辣等刺激性食物，以免影响药效。

五、党参

【来源】本品为桔梗科植物党参或川党参的干燥根。

【别名】上党人参、黄参、狮头参、中灵草等。

【性味归经】味甘，性平。归脾、肺经。

【功效】健脾补肺，益气生津。

【应用】用于脾胃虚弱，食少，便溏，四肢乏力，肺虚喘咳，气短，自汗，气血两亏等。

【用法】煎汤，或入丸剂、散剂、膏剂。

【用量】9～30g。

【注意事项】本品不宜与藜芦同食。实证、热证者禁食。对正虚邪实证，不宜单独食用本品。

【临床应用举例】人参乌梅汤（出自《温病条辨》）。

组成：人参6～10g，乌梅6～10g，炒莲子10～15g，炙甘草3～6g，木瓜6～10g，山药10～15g。

用法：水煎服，取汁300～400mL，每日1剂，分2～3次温服。

功效：酸甘化阴，健脾止痢。

临床应用：主治久痢伤阴，表现为久泻久痢、口渴舌干、微热微咳、形体消瘦、舌红少苔、脉细数等；气阴两虚型泄泻，如小儿慢性腹泻、肠易激综合征；功能性消化不良等。

注意事项：湿热痢疾者忌用。脾虚湿盛者慎用。

六、阿胶

【来源】本品为马科动物驴的干燥皮或鲜皮经煎煮、浓缩制成的固体胶。

【别名】傅致胶、盆覆胶、驴皮胶等。

【性味归经】味甘，性平。归肺、肝、肾经。

【功效】补血滋阴，润燥，止血。

【应用】用于血虚萎黄，眩晕，心悸，肌痿无力，心烦不眠，虚风内动，肺燥咳嗽，劳嗽咯血，吐血，尿血，便血，崩漏，妊娠胎漏等。

【用法】煎汤，用黄酒或开水烊化；或入丸剂、散剂、膏剂。

【用量】3 ～ 9g。

【注意事项】脾胃虚弱、消化不良者慎食。

【临床应用举例】阿胶粥（出自《圣济总录》）。

组成：阿胶（捣碎，炒黄后研末）30g，糯米 300g。

用法：先将糯米煮粥，待粥熟后加入阿胶末，搅拌均匀，继续煮至阿胶完全烊化（避免煳锅）。温服，每日 1 次。

功效：止血补血。

临床应用：主治虚劳羸弱，症见久病体虚、面色萎黄、头晕心悸。常用于辅助治疗妊娠早期出血（需结合西医学监测）、贫血、慢性消化系统疾病。

注意事项：脾胃虚弱者慎用。湿热证者忌服。妊娠期需辨证食用。糖尿病患者慎用。

七、榧子

【来源】本品为红豆杉科植物榧的干燥成熟种子。

【别名】彼子、柀子、榧实、玉榧、香榧等。

【性味归经】味甘，性平。归肺、胃、大肠经。

【功效】杀虫消积，润肺止咳，润燥通便。

【应用】用于钩虫病，蛔虫病，绦虫病，虫积腹痛，小儿疳积，肺燥咳嗽，肠燥便秘等。

【用法】煎汤，连壳生用，用时捣碎煎煮；或炒熟去壳，嚼食种仁；或入丸剂、散剂。驱虫宜用较大剂量顿食，治便秘、痔疮宜少量经常食用。

【用量】9 ～ 15g。

【注意事项】脾虚泄泻及肠滑大便不实者慎食。

【临床应用举例】榧子三仁羹（出自《食疗本草》）。

组成：榧子 10g，核桃仁 10g，杏仁 5g，蜂蜜适量，清水 500mL。

用法：将榧子、核桃仁、杏仁一同放入锅中，加入 500mL 清水，煮 30 分钟左右，煮好后取汁，待温度适宜时加入适量蜂蜜搅匀，即可饮用。

功效：润肠开胃。

临床应用：常用于改善肠道功能，促进消化，缓解便秘等。

注意事项：杏仁有小毒，用量不宜过大。若使用苦杏仁，需注意炮制以降低毒性。蜂蜜含糖量较高，糖尿病患者应谨慎食用，可考虑用其他甜味剂代替或减少蜂蜜用量。此羹较为滋润，脾胃虚寒、容易腹泻的人群应适量食用，以免加重肠胃负担。

八、蜂蜜

【来源】本品为蜜蜂科昆虫中华蜜蜂或意大利蜂所酿的蜜。

【别名】石蜜、食蜜、蜂糖、蜜糖等。

【性味归经】味甘，性平。归肺、脾、大肠经。

【功效】补中，润燥，止痛，解毒。

【应用】用于脘腹虚痛，肺燥干咳，肠燥便秘，脾气虚弱，脘腹挛急疼痛，疮疡不敛，水火烫伤，解乌头类药物中毒等。

【用法】内服：冲调食用，或入丸剂、膏剂。外用：涂抹局部。

【用量】内服：15 ～ 30g。外用：适量。

【注意事项】痰湿内蕴、中脘痞胀及便溏泄泻者禁食。

【临床应用举例】生姜蜂蜜止咳方（出自《备急千金要方》）。

组成：生姜 50g，蜂蜜 150g。

用法：将生姜捣烂取汁，与蜂蜜混合调匀，隔水炖煮 8 ～ 10 分钟，使其充分融合，每日服用 2 次（早晚各 1 次），每次 15 ～ 20mL（儿童减半），连服 2 ～ 3 天，症状缓解即可停用。

功效：散寒止咳，温肺化痰。

临床应用：主治风寒咳嗽，表现为咳嗽、痰稀白、咽喉痒、舌淡苔白等。

注意事项：风热咳嗽，表现为痰黄稠、舌红苔黄者禁用。糖尿病患者慎用。湿热体质者忌服。本品不宜长期服用，症状缓解即停。

九、茯苓

【来源】本品为多孔菌科真菌茯苓的干燥菌核。

【别名】茯菟、松腴、松苓、云苓、茯苓个、茯苓块、白茯苓等。

【性味归经】味甘、淡，性平。归心、肺、脾、肾经。

【功效】利水渗湿，健脾，宁心。

【应用】用于水肿尿少，痰饮眩悸，脾虚食少，便溏，泄泻，心神不安，惊悸，失眠等。

【用法】煎汤，或入丸剂、散剂。

【用量】10～15g。

【注意事项】阴虚而无湿热、虚寒滑精、气虚下陷者慎食。

【临床应用举例】茯苓桂枝甘草大枣汤（又称苓桂甘枣汤，出自《伤寒论》）。

组成：茯苓120g，桂枝（去皮）60g，甘草（炙）30g，大枣（擘）15枚。

用法：用水约2000mL，先煮茯苓至水量减少约400mL，再加入其余药物，煮取约600mL，去滓后温服，每次服约200mL，每日3次。现代用法：茯苓30～40g，桂枝10～15g，炙甘草6～10g，大枣10～15枚，水煎服。

功效：温通心阳，化气行水，平冲降逆。

临床应用：常用于奔豚气，症见脐下悸动不安，自觉有气从小腹上冲心胸；心悸、失眠属心阳不足者；慢性胃炎；更年期综合征；水肿性疾病，如慢性肾炎、心源性水肿。

注意事项：热证、阴虚者忌用。服药期间避免食用生冷食物，以免助湿伤阳。湿热体质者慎用。

十、甘草

【来源】本品为豆科植物甘草、胀果甘草或光果甘草的干燥根和根茎。

【别名】美草、蜜甘、蜜草、国老、灵通、粉草、甜草、甜根子、甜草根、红甘草、粉甘草等。

【性味归经】味甘，性平。归心、脾、胃、肺经。

【功效】补脾益气，清热解毒，祛痰止咳，缓急止痛，调和诸药。

【应用】用于脾胃虚弱，倦怠，乏力，心悸，气短，咳嗽痰多，脘腹及四肢挛急疼痛，痈肿疮毒，缓解药物毒性、烈性等。

【用法】内服：煎汤，或入丸剂、散剂。外用：研末外敷或煎水外洗。

【用量】内服：2～10g。调和诸药用量宜小，作为主药用量宜大，可用至10g左右，中毒抢救可用30～60g。外用：适量。

【注意事项】湿浊中阻而脘腹胀满、呕吐及水肿者禁食。大量长期使用，可引起脘闷、纳呆、水肿等，并可产生假性醛固酮增多症。本品不宜与海藻、大戟、甘遂、芫花同食。

【临床应用举例】甘草干姜汤（出自《伤寒论》）。

组成：甘草（炙）12g，干姜6g。

用法：将上药以水600mL，煮取300mL，去滓，分两次温服。

功效：温中散寒，回阳通脉。

临床应用：适用于伤寒证，症见自汗出、小便数、心烦、微恶寒、脚挛急等，以及中焦阳虚导致的虚寒吐利、腹痛等。

注意事项：热证及阴虚火旺者忌用。服药期间应避免食用生冷、油腻、辛辣等刺激性食物，以免影响药效或加重病情。按照原方剂量服用时，需注意药物的配伍比例，不可随意更改剂量，以免影响疗效。如有特殊情况，应在医生指导下调整用药。

十一、枸杞子

【来源】本品为茄科植物宁夏枸杞的干燥成熟果实。

【别名】甜菜子、枸杞果、红耳坠、血杞子、杞子、地骨子等。

【性味归经】味甘，性平。归肝、肾经。

【功效】滋补肝肾，益精明目。

【应用】用于虚劳，精亏，腰膝酸痛，眩晕，耳鸣，阳痿，遗精，内热消渴，血虚萎黄，目昏不明等。

【用法】煎汤，或入丸剂、散剂、膏剂、酒剂。

【用量】6～12g。

【注意事项】外邪实热、脾虚有湿及泄泻者慎食。

【临床应用举例】杞精膏（出自《遵生八笺》）。

组成：枸杞子100g，黄精100g，蜂蜜适量。

用法：将枸杞子、黄精一同加水用小火多次煎煮，去渣取汁。将药液浓缩成清膏，加入蜂蜜煎沸，冷却后贮存备用。每次食用1～2匙（15～30g），用沸水冲服，每日2次。长期服用效果更佳，适用于慢性虚损病证的调理。

功效：补肝肾，益精血，滋阴润肺，健脾益气，驻颜抗衰。

临床应用：主治肝肾精血不足证，症见腰膝酸软、头晕耳鸣、须发早白、健忘等，以及神经衰弱、营养不良、病后体虚等。常用于中老年人群延缓衰老，增强免疫力；慢性病的调理，如糖尿病、肺结核、慢性肝炎等属肝肾阴虚者；亚健康状态的调理，如疲劳综合征、记忆力减退、性功能下降等。

注意事项：脾虚湿盛者慎用。湿热体质者忌服。糖尿病患者调整蜂蜜用量或改用无糖辅料。

十二、黄精

【来源】本品为百合科植物滇黄精、黄精或多花黄精的干燥根茎。

【别名】龙衔、玉竹黄精、土灵芝、老虎姜等。

【性味归经】味甘，性平。归脾、肺、肾经。

【功效】补气养阴，健脾，润肺，益肾。

【应用】用于脾胃气虚，体倦，乏力，胃阴不足，口干，食少，肺虚燥咳，劳嗽咯血，精血不足，腰膝酸软，须发早白，内热消渴等。

【用法】煎汤，或入丸剂、散剂、膏剂。

【用量】9～15g。

【注意事项】中寒泄泻、痰湿痞满、气滞者禁食。

【临床应用举例】黄精丸（出自《圣济总录》，原载于《太平圣惠方》）。

组成：黄精（净洗，蒸令烂熟）2500g，白蜜750g，天冬（去心，蒸令烂熟）750g。

用法：将黄精、天冬蒸熟后捣烂，与白蜜混合，制成梧桐子大小的丸剂。每次服用30丸，每日3次，以温酒送服，需长期服用。

功效：滋补肝肾，养阴润燥，滋阴润肺。

临床应用：主治肝肾阴虚、肺阴不足证。常用于抗衰老、慢性消耗性疾病的辅助治疗。

注意事项：脾虚便溏者慎用。湿热体质者不宜服用。糖尿病患者慎用。长期服用需监测血糖。

十三、荷叶

【来源】本品为睡莲科植物莲的干燥叶。

【别名】蕸、败荷叶等。

【性味归经】味苦，性平。归肝、脾、胃经。

【功效】清暑化湿，升发清阳，凉血止血。

【应用】用于暑热烦渴，暑湿泄泻，脾虚泄泻，血热吐衄，便血，崩漏等。

【用法】煎汤，烧炭，或入丸剂、散剂。

【用量】3～10g。荷叶炭3～6g。

【注意事项】气血亏虚者慎食。

【临床应用举例】荷叶灰方（出自《证治要诀》）。

组成：夏日收取的新鲜荷叶适量。

用法：将新鲜荷叶剪碎晒干，放在大锅内，上面覆盖一口径略小的圆锅，在圆锅上贴一张白纸，两锅交接处用黄泥封固，用小火煅烧，至圆锅上的白纸呈焦黄色时停火，待冷却后取出，将煅烧后的荷叶研为细粉即为荷叶灰。每次取 10 ～ 20g 荷叶灰，用米汤调服，每日 3 次，建议连服 1 个月，以观察效果。

功效：健脾祛湿。

临床应用：减肥瘦身，可帮助减少体内脂肪堆积，改善形体肥胖等问题。

注意事项：服用荷叶灰方期间，应注意饮食清淡，避免食用过多油腻、辛辣、甜食等不易消化及高热量的食物，以免影响减肥效果。荷叶性凉，脾胃虚寒者应谨慎服用，若在服用过程中出现腹痛、腹泻等不适症状，应及时停止服用并咨询医生。

十四、黑芝麻

【来源】本品为脂麻科植物脂麻的干燥成熟种子。

【别名】胡麻、脂麻、油麻子、巨胜、黑脂麻等。

【性味归经】味甘，性平。归肝、肾、大肠经。

【功效】补肝肾，益精血，润肠燥。

【应用】用于精血亏虚，头晕眼花，耳鸣耳聋，须发早白，病后脱发，肠燥便秘等。

【用法】煎汤，或入丸剂、散剂、膏剂。

【用量】9 ～ 15g。

【注意事项】脾气虚弱便溏者慎食。

【临床应用举例】芝麻核桃膏（出自《寿世保元》）。

组成：黑芝麻（炒香）250g，核桃仁（去衣，捣碎）250g，蜂蜜（或冰糖）适量（用于收膏），其他可选辅料如枸杞子、大枣、阿胶等。

用法：将黑芝麻洗净后炒香，研磨成粉。将核桃仁捣碎或微炒后研磨。将芝麻粉、核桃碎混合，加入适量蜂蜜或冰糖水，小火慢熬至黏稠成膏状，待冷却后装入干净容器，冷藏保存。每日服用 1 ~ 2 次，每次 10 ~ 15g（约 1 汤匙），温水送服或直接含化。

功效：补肾益精，润肠通便，养血乌发，健脑益智。

临床应用：主治肝肾阴虚引起的眩晕、健忘、失眠、盗汗；精血不足导致的早衰、脱发、皮肤干燥；肠燥便秘，如老年性便秘、产后血虚便秘等。常用于抗衰老，改善记忆力，妇科疾病的调理，促进骨骼和智力发育。

注意事项：脾胃湿盛（舌苔厚腻、腹胀腹泻）者慎用。痰火内盛（咳嗽痰黄、发热）者不宜服用。糖尿病患者慎用或用木糖醇替代蜂蜜。本品避免与浓茶、咖啡同服，以免影响吸收。本品不宜过量食用，以免滋腻碍胃或导致肥胖。

十五、火麻仁

【来源】本品为桑科植物大麻的干燥成熟果实。

【别名】麻子、麻子仁、大麻子、大麻仁、冬麻子、火麻子等。

【性味归经】味甘，性平。归脾、胃、大肠经。

【功效】润肠通便。

【应用】用于血虚津亏，肠燥便秘等。

【用法】煎汤，或入丸剂、散剂。

【用量】10 ~ 15g。

【注意事项】便溏、阳痿、遗精、带下者慎食。

【临床应用举例】麻仁汤（出自《圣济总录》）。

组成：大麻仁（微炒）200mL，赤小豆 200mL。

用法：将两味药加水 1400mL，煎煮至剩余 500mL，去渣，分 3 次温服，每隔两日再服 1 剂。

功效：利水消肿，降气通便。

临床应用：常用于脚气冲心（湿脚气上攻心胸，导致胸闷、气促），上气（气逆喘息），大小便涩（排便困难、尿少），小腹急痛（下腹部胀痛）及水肿。

注意事项：脾胃虚寒、腹泻者慎用。大麻仁需微炒以增强药效。赤小豆需煮至软烂以利水湿排出。

十六、鸡内金

【来源】本品为雉科动物家鸡的干燥砂囊内壁。

【别名】鸡肫胵、鸡肫皮、鸡黄皮、鸡食皮、鸡中金、化石胆、化骨胆等。

【性味归经】味甘，性平。归脾、胃、小肠、膀胱经。

【功效】健胃消食，涩精止遗，通淋化石。

【应用】用于食积不消，呕吐，泻痢，小儿疳积，遗尿，遗精，石淋涩痛，胆胀胁痛等。

【用法】内服：煎汤，或入丸剂、散剂，或研粉。外用：焙干研末调敷或生贴。

【用量】内服：3～10g，或每次1.5～3g冲服。外用：适量。

【注意事项】脾虚无积者慎食，孕妇慎食。

【临床应用举例】鸡金散（出自《本草汇言》）。

组成：鸡内金（焙干，研末）30g，砂仁（研末）15g，陈皮（去白，研末）15g，神曲（炒，研末）15g，麦芽（炒，研末）15g。

用法：将诸药研为细末，每次取3～6g，温开水或米汤送服，每日服用2～3次。可制成散剂、颗粒剂或丸剂，便于服用。亦可煎汤，但散剂效果更佳。

功效：健脾消食，化积除胀。

临床应用：主治食积停滞，症见脘腹胀满、嗳腐吞酸、恶心呕吐等；小儿疳积，症见面黄肌瘦、食欲不振、大便溏泄等；脾胃虚弱，症见消化不良、饭后饱胀等。

注意事项：胃阴虚证，表现为口干舌燥、舌红少苔者慎用。急性胃肠炎伴发热、腹泻者不宜单独使用。孕妇慎用。

十七、桔梗

【来源】本品为桔梗科植物桔梗的干燥根。

【别名】白药、卢茹、梗草、道拉基、苦梗、苦桔梗等。

【性味归经】味苦、辛，性平。归肺经。

【功效】宣肺，利咽，祛痰，排脓。

【应用】用于咳嗽痰多，咳痰不爽，胸闷不畅，咽痛，音哑，肺痈吐脓等。

【用法】内服：煎汤，或入丸剂、散剂。外用：烧灰研末外敷。

【用量】内服：3～10g。外用：适量。

【注意事项】阴虚久咳、气逆及咯血者禁食。胃溃疡者慎食。用量过大易致恶心呕吐。

【临床应用举例】桔梗汤（出自《伤寒论》）。

组成：桔梗15g，甘草30g。

用法：将上药以水约600mL，煮取约200mL，去滓，分2次温服。

功效：宣肺利咽，解毒排脓。

临床应用：常用于咽喉疾病，如急性咽炎、扁桃体炎、喉源性咳嗽；肺部感染，如肺脓肿、支气管扩张伴感染等。

注意事项：虚寒证，表现为畏寒、舌淡苔白者忌用。阴虚燥咳，症见干咳无痰、咽干者慎用。胃溃疡患者慎用。服药期间忌食辛辣、油腻食物，避免刺激咽喉。

十八、莱菔子

【来源】本品为十字花科植物萝卜的干燥成熟种子。

【别名】萝卜子、芦菔子等。

【性味归经】味辛、甘，性平。归肺、脾、胃经。

【功效】消食除胀，降气化痰。

【应用】用于饮食停滞，脘腹胀痛，大便秘结，积滞泻痢，痰壅喘咳等。

【用法】内服：煎汤，或入丸剂、散剂，宜炒用。外用：研末调敷。

【用量】内服：5～12g。外用：适量。

【注意事项】气虚及无食积痰滞者慎食。本品不宜与补气药同食。

【临床应用举例】莱子丸（出自《丹溪心法》）。

组成：杏仁（去皮尖）15g，莱菔子15g。

用法：将杏仁和莱菔子共同研磨成细粉末。然后用米粥作为黏合剂，将药粉调和搓成如梧桐子大的丸剂。温开水送服，饭后服用，每次3g，每日3次。

功效：降气化痰，止咳平喘。

临床应用：主治痰阻气逆证。常用于慢性支气管炎、部分支气管哮喘的发作期或缓解期、慢性阻塞性肺疾病稳定期、小儿肺炎恢复期、老年性痰喘等。

注意事项：干咳少痰或无痰、口干咽燥、舌红少苔者禁用。痰黄稠黏如脓、高热、胸痛、舌红苔黄腻者慎用。孕妇禁用。儿童、老人用量宜酌减。本品不宜与人参、党参等补气药同用。

十九、莲子

【来源】本品为睡莲科植物莲的干燥成熟种子。

【别名】藕实、水芝丹、莲实、莲肉、莲米、莲蓬子等。

【性味归经】味甘、涩，性平。归脾、肾、心经。

【功效】补脾止泻，止带，益肾涩精，养心安神。

【应用】用于脾虚泄泻，带下，遗精，心悸，失眠等。

【用法】煎汤，或入丸剂、散剂，也可泡茶、磨粉冲服。

【用量】6～15g。

【注意事项】中满痞胀及大便燥结者禁食。

【临床应用举例】八珍糕（出自《外科正宗》）。

组成：人参15g，山药180g，芡实180g，茯苓180g，莲子180g，糯米1000g，粳米1000g，白糖500g，蜂蜜200g。

用法：将人参、山药、芡实、茯苓、莲子研末，与糯米、粳米粉混合，加白糖、蜂蜜调和蒸糕，切块烘干。每日早晚空腹食用 30g。亦可制成粉剂冲服，每日 1～2 次，每次 15～30g。

功效：补中益气，健脾止泻，和胃消食。

临床应用：主治脾胃虚弱，症见食欲不振、神疲乏力、便溏腹泻等；小儿疳积，症见消化不良、面黄肌瘦、发育迟缓等；病后体虚。

注意事项：湿热积滞、实热便秘者不宜食用。糖尿病患者慎用。

二十、灵芝

【来源】本品为多孔菌科真菌赤芝或紫芝的干燥子实体。

【别名】赤芝、红芝、菌灵芝、木灵芝、万年蕈、灵芝草等。

【性味归经】味甘，性平。归心、肺、肝、肾经。

【功效】补气安神，止咳平喘。

【应用】用于心神不宁，失眠，心悸，肺虚咳喘，虚劳，短气，不思饮食等。

【用法】煎汤，或研末冲服，或浸酒，或入丸剂、散剂。

【用量】6～12g。

【注意事项】实证者慎食。恶恒山，畏扁青、茵陈蒿。

【临床应用举例】灵芝片[出自《中华人民共和国药典》（1977 年版）]。

组成：灵芝 1000g。

用法：取灵芝加水煎煮 2 次，每次 3 小时，分次滤过，合并滤液，浓缩成膏。加适量辅料，混匀，干燥，粉碎，过筛，制成颗粒，干燥，整粒，加润滑剂，混匀，压制成 1000 片，包糖衣。每基片重 0.25g。本品除去糖衣后呈棕黄色；味苦、微涩。口服，每次 3 片，每日 3 次。

功效：镇静，健胃，提升白细胞计数。

临床应用：用于神经衰弱，失眠，食欲不振，高原反应及白细胞减少症。

注意事项：无明显气虚症状者慎用。

二十一、麦芽

【来源】本品为禾本科植物大麦的成熟果实经发芽干燥的炮制加工品。

【别名】大麦蘖、麦蘖、大麦毛、大麦芽等。

【性味归经】味甘，性平。归脾、胃经。

【功效】行气消食，健脾开胃，回乳消胀。

【应用】用于食积不消，脘腹胀痛，脾虚食少，乳汁郁积，乳房胀痛，回乳，断乳，肝郁胁痛，肝胃气痛等。生麦芽用于脾虚食少、乳汁郁积；炒麦芽用于食积不消、女性回乳断乳；焦麦芽用于食积不消、脘腹胀痛。

【用法】煎汤，或入丸剂、散剂。

【用量】10～15g。

【注意事项】女性哺乳期禁食，孕妇、无积滞者慎食。

【临床应用举例】消谷丸（出自《杂病源流犀烛》）。

组成：神曲（炒）180g，乌梅肉（炒）120g，炮姜120g，麦芽90g。

用法：将上述药物研为细末，炼蜜为丸，如梧桐子大，每次用米饮送服50丸，每日3次。也可改为汤剂，水煎取汁，分2～3次温服；或制成颗粒剂、胶囊剂，便于服用。

功效：温中健脾，消食化积。

临床应用：主治脾胃虚弱，消化不良，久病脾虚，食积不化。常用于功能性消化不良，慢性胃炎导致的胃酸分泌不足、胃动力减弱，肠易激综合征（腹泻型）。

注意事项：胃热炽盛或阴虚火旺者忌用。急性胃肠炎伴发热、呕吐者不宜食用。

二十二、芡实

【来源】本品为睡莲科植物芡的干燥成熟种仁。

【别名】鸡头米、鸡头实、苏黄、刺莲蓬实等。

【性味归经】味甘、涩，性平。归脾、肾经。

【功效】益肾固精，补脾止泻，祛湿止带。

【应用】用于遗精，滑精，遗尿，尿频，脾虚久泻，白浊，带下。

【用法】煎汤，或入丸剂、散剂。

【用量】9～15g。

【注意事项】大小便不利者禁食，食滞食积者慎食。

【临床应用举例】芡实茯苓粥（出自《摘元方》）。

组成：芡实15g，茯苓10g，大米适量。

用法：将芡实、茯苓捣碎，加水煎煮至软烂，加入淘净的大米，继续煮至粥熟。每日分顿食用（可分2～3次服用），连吃数日（一般建议连续服用5～7天）。

功效：补脾益气，利湿固精。

临床应用：主治脾虚湿盛导致的小便不利、尿液混浊、食欲不振；肾气不固导致的遗精、早泄、阳痿。常用于慢性前列腺炎（小便不利、尿液混浊）、脾虚湿滞型功能性消化不良、肾气不足型轻度性功能障碍。

注意事项：湿热下注（小便黄赤、尿道灼热）者不宜使用。阴虚火旺（口干舌燥、潮热盗汗）者慎用。本品不宜长期过量服用。糖尿病患者可减少大米用量，或改用糙米。

二十三、青果

【来源】本品为橄榄科植物橄榄的干燥成熟果实。

【别名】橄榄、青子、黄榄、白榄等。

【性味归经】味甘、酸，性平。归肺、胃经。

【功效】清热解毒，利咽，生津。

【应用】用于咽喉肿痛，咳嗽痰黏，烦热口渴，鱼蟹中毒等。

【用法】煎汤，或入丸剂、散剂、膏剂。

【用量】5～10g。

【注意事项】脾胃虚寒及大便秘结者慎食。

【临床应用举例】五味青果方（民间验方，多见于南方地区，如福建、广东、广西等地）。

组成：青果 10g，余甘子 10g，蒲公英 10g，甘草 5g，薄荷 10g。

用法：①将所有药材加水 500mL，煎煮 20 分钟，取汁 300mL，分 2 次温服。②将所有药材泡水，加冰糖调味，代茶饮用，适合日常保健。③将所有药材煎煮后取浓汁，待温后含漱，适用于急性咽喉肿痛。

功效：清热解毒，利咽消肿，生津止渴。

临床应用：主治慢性咽炎、扁桃体炎、声音嘶哑、干燥综合征等。

注意事项：脾胃虚寒者慎用。孕妇慎用。

二十四、山药

【来源】本品为薯蓣科植物薯蓣的干燥根茎。

【别名】怀山药、薯蓣、土薯、山薯蓣、淮山药、白山药等。

【性味归经】味甘，性平。归脾、肺、肾经。

【功效】补脾养胃，生津益肺，补肾涩精。

【应用】用于脾虚食少，久泻不止，肺虚喘咳，肾虚遗精，带下，尿频，虚热消渴等。

【用法】煎汤，或入丸剂、散剂，或磨粉冲服。

【用量】15～30g。

【注意事项】凡湿盛中满、内有积滞及有实邪者慎食。

【临床应用举例】六味地黄丸（出自《中国药典》）。

组成：熟地黄 160g，山茱萸（制）80g，牡丹皮 60g，山药 80g，茯苓 60g，泽泻 60g。

用法：将以上 6 味粉碎成细粉，过筛，混匀。每 100g 粉末加炼蜜 35～50g 与适量的水，泛丸，干燥，制成水蜜丸；或加炼蜜 80～110g 制成小蜜丸或大蜜丸，即得。成品为棕黑色的水蜜丸、黑褐色的小蜜丸或大蜜丸，味甜而酸。

口服，水蜜丸每次 6g，小蜜丸每次 9g，大蜜丸每次 1 丸，每日 2 次。

功效：滋阴补肾。

临床应用：主治肾阴亏损，症见头晕耳鸣、腰膝酸软、骨蒸潮热、盗汗遗精、消渴。常用于慢性肾脏疾病、糖尿病、更年期综合征、高血压、骨质疏松、男性生殖系统疾病、神经衰弱、失眠、健忘、心悸。

注意事项：肾阳虚者、脾胃虚寒者、痰湿内盛者均应慎用。孕妇及哺乳期女性应在医生指导下使用。

二十五、酸枣仁

【来源】本品为鼠李科植物酸枣的干燥成熟种子。

【别名】枣仁、酸枣核等。

【性味归经】味甘、酸，性平。归肝、胆、心经。

【功效】养心补肝，宁心安神，敛汗，生津。

【应用】用于虚烦不眠，惊悸，多梦，体虚，多汗，津伤口渴等。

【用法】煎汤，或研末冲服，或入丸剂、散剂。

【用量】10～15g。

【注意事项】凡有实邪郁火及滑泻者慎食或禁食。

【临床应用举例】枣仁汤（出自《杂病源流犀烛》）。

组成：黄芪3.6g，酸枣仁3.6g，茯苓3.6g，远志3.6g，莲子3.6g，人参3g，当归3g，茯神3g，炙甘草1.5g，陈皮1.5g。

用法：水煎服，每日1剂，分2次温服。

功效：益气养血，安神定志。

临床应用：主治怔忡虚弱证，症见心悸不宁、易惊多梦、精神恍惚；气血两虚证，症见神疲乏力、面色萎黄、舌淡脉弱。常用于神经衰弱、更年期综合征、慢性疲劳综合征等。

注意事项：实热证或痰火扰心所致失眠者不宜使用。外感发热期间慎服。

二十六、桃仁

【来源】本品为蔷薇科植物桃或山桃的干燥成熟种子。

【别名】桃核仁等。

【性味归经】味苦、甘，性平。归心、肝、大肠经。

【功效】活血祛瘀，润肠通便，止咳平喘。

【应用】用于经闭，痛经，癥瘕，痞块，肺痈，肠痈，跌仆损伤，肠燥便秘，咳嗽气喘等。

【用法】煎汤，用时打碎，或入丸剂、散剂。

【用量】5～10g。

【注意事项】孕妇禁食。血燥血虚者慎食。过量食用可引起中毒，轻者可见头晕恶心、精神不振、虚弱乏力等，严重者可因呼吸麻痹而死亡。

【临床应用举例】五仁丸（出自《世医得效方》）。

组成：桃仁30g，杏仁（麸炒，去皮尖）30g，松子仁5g，柏子仁15g，郁李仁3g，陈皮（另研末）120g。

用法：将五仁研为膏，加入陈皮末，炼蜜为丸，如梧桐子大，每服50丸（约9g），饭前以米汤送服。

功效：润肠通便。

临床应用：主治津枯肠燥证，症见大便干结、排便困难，伴舌燥少津、脉细涩。

注意事项：孕妇慎用。

二十七、天麻

【来源】本品为兰科植物天麻的干燥块茎。

【别名】明天麻、赤箭、离母、鬼督邮、神草、独摇芝、定风草、合离草等。

【性味归经】味甘，性平。归肝经。

【功效】息风止痉，平抑肝阳，祛风通络。

【应用】用于小儿惊风，癫痫抽搐，破伤风，肝阳上亢，头痛眩晕，手足不遂，肢体麻木，风湿痹痛等。

【用法】煎汤，或研末冲服，或入丸剂、散剂。

【用量】3～10g。

【注意事项】气血亏虚者慎食。孕妇、哺乳期女性及婴幼儿不宜食用。

【临床应用举例】天麻除湿汤（出自《杨氏家藏方》）。

组成：白术120g，天麻90g，人参（去芦头）90g，干姜（炮制）60g，全蝎（用糯米同炒至黄色，去糯米）60g。

用法：将上述诸药研为细末，每次取9g，空腹时以温酒送服。

功效：除湿祛风，温经止痛。

临床应用：主治湿留肢节证，症见肢体关节沉重疼痛、手足肿胀或麻木等。常用于寒湿痹阻导致的风湿性关节炎、类风湿关节炎、肩周炎、腰椎间盘突出症等，糖尿病周围神经病变（肢体麻木）属寒湿者。

注意事项：阴虚火旺或实热痹痛者禁用。孕妇慎用。

二十八、乌梅

【来源】本品为蔷薇科植物梅的干燥近成熟果实。

【别名】梅实、熏梅、梅肉等。

【性味归经】味酸、涩，性平。归肝、脾、肺、大肠经。

【功效】敛肺，涩肠，生津，安蛔。

【应用】用于肺虚久咳，久泻，久痢，虚热消渴，蛔厥呕吐腹痛等。

【用法】煎汤，或入丸剂、散剂。

【用量】6～12g。

【注意事项】不宜多食久食。多食损坏牙齿，咳嗽初起、痢疾初起者禁食。

【临床应用举例】乌梅木瓜汤（出自《三因极一病证方论》）。

组成：木瓜干15g，乌梅（打破，不去仁）15g，麦芽（炒）15g，甘草15g，草果（去皮）15g，生姜5片。

用法：将木瓜干、乌梅、麦芽、甘草、草果锉为散剂，每次取 12g，加水220mL，加入生姜，煎至 160mL，去滓后不拘时温服。

功效：生津止渴，消食化积，调和脾胃。

临床应用：主治脾胃湿热证，症见烦渴、口干舌燥、小便频多。常用于糖尿病，症见多食易饥、口渴尿多等；因酒食积滞导致的消化不良、脘腹胀满、嗳腐吞酸等；湿热型胃炎，伴口干、舌苔黄腻等。

注意事项：脾胃虚寒者慎用。湿热壅盛但无津伤者不宜单独使用。孕妇慎用。糖尿病患者需监测血糖。本品不宜长期服用，需注意胃酸分泌情况，防止胃黏膜损伤。

二十九、乌梢蛇

【来源】本品为游蛇科动物乌梢蛇的干燥体。

【别名】乌蛇、黑花蛇、黑梢蛇、乌花蛇、剑脊蛇、黑风蛇、黄风蛇等。

【性味归经】味甘，性平。归肝经。

【功效】祛风，通络，止痉。

【应用】用于风湿顽痹，麻木，拘挛，中风口眼㖞斜，半身不遂，抽搐，痉挛，破伤风，麻风，疥癣等。

【用法】煎汤，或研末冲服，或入丸剂、散剂，或浸酒。

【用量】6 ～ 12g。

【注意事项】血虚生风者忌食。

【临床应用举例】乌蛇驱风汤（出自《朱仁康临床经验集》）。

组成（剂量参考不同版本略有差异）：乌梢蛇 9 ～ 10g，蝉蜕 6g，荆芥 9 ～ 10g，防风 9 ～ 10g，羌活 9 ～ 10g，白芷 6 ～ 10g，黄连 6 ～ 8g，黄芩 9 ～ 10g，金银花9 ～ 10g，连翘 9 ～ 10g，甘草 6g。

用法：将所有药物浸泡 30 分钟后煎煮 30 分钟，每剂煎 2 次，混合药液，每日 1剂，分 2 次温服（早晚各 1 次）。

功效：搜风清热，败毒止痒。

临床应用：常用于慢性荨麻疹（风团反复发作，瘙痒剧烈）、皮肤瘙痒症（无明显皮疹，但瘙痒难忍）、泛发性神经性皮炎（皮肤苔藓样变，剧烈瘙痒）、扁平苔藓（紫红色扁平丘疹，瘙痒或灼痛）、结节性痒疹（顽固性结节伴剧烈瘙痒）。对过敏性皮肤病如药疹、接触性皮炎等，可加减使用。

注意事项：脾胃虚寒者慎用。孕妇慎用。

三十、西红花

【来源】本品为鸢尾科植物番红花的干燥柱头。

【性味归经】味甘，性平。归心、肝经。

【别名】藏红花、番红花等。

【功效】活血化瘀，凉血解毒，解郁安神。

【应用】用于经闭，癥瘕，产后瘀阻，温毒发斑，忧郁，痞闷，惊悸，发狂等。

【用法】煎汤，或沸水泡食。

【用量】1～3g。

【注意事项】孕妇及月经过多者禁食。

【临床应用举例】红花四物汤（出自《类编朱氏集验方》）。

组成：当归10g，川芎6g，白芍10g，熟地黄15g，红花6g。

用法：水煎服，每日1剂，水煎取汁，分早晚服用。

功效：活血化瘀，养血调经。

临床应用：主治血瘀证，如月经不调、痛经、闭经等妇科疾病；痹证，如血瘀型肩臂疼痛、肩周炎、颈椎病等。

注意事项：孕妇禁用。患出血性疾病（如崩漏、消化道出血）者慎用。阴虚火旺或实热证者不宜单独使用。长期服用需监测凝血功能。

三十一、郁李仁

【来源】本品为蔷薇科植物欧李、郁李或长柄扁桃的干燥成熟种子。

【别名】郁子、李仁肉、大李仁、小李仁、英梅等。

【性味归经】味辛、苦、甘，性平。归脾、大肠、小肠经。

【功效】润肠通便，下气利水。

【应用】用于津枯肠燥，食积，气滞，腹胀，便秘，水肿，脚气浮肿，小便不利等。

【用法】煎汤，或入丸剂、散剂。

【用量】6～10g。

【注意事项】孕妇慎食。大便稀溏或泄泻者禁食。

【临床应用举例】李仁丸（出自《济阳纲目》）。

组成：葶苈子9g，杏仁9g，防己9g，郁李仁9g，紫苏子9g，陈皮9g，赤茯苓9g。

用法：将上述药物研为细末，炼蜜为丸（或水泛丸）。每次服用50～70丸（6～10g），用米汤或温开水送服。食前或空腹服用。

功效：泻肺平喘，利水消肿，降气化痰。

临床应用：主治痰饮壅肺，症见咳嗽喘满，痰多黏稠，胸膈痞闷，甚则不能平卧；水湿内停，症见面目浮肿，肢体肿胀，小便不利；气机壅滞，症见腹胀便秘，或兼见胸胁胀满。

注意事项：孕妇慎用或禁用。

三十二、枳椇子

【来源】本品为鼠李科植物北枳椇、枳椇和毛果枳椇的成熟种子。

【别名】枳枣、鸡脚爪、木蜜、树蜜等。

【性味归经】味甘，性平。归胃经。

【功效】解酒毒，止咳除烦，止呕，利大小便。

【应用】用于醉酒，烦渴，呕吐，二便不利等。

【用法】煎汤，或泡酒，或入丸剂、散剂。

【用量】6～15g。

【注意事项】脾胃虚寒者禁食。

【临床应用举例】枳椇子葛根解酒饮（民间验方）。

组成：枳椇子 10g，葛根 10g，蜂蜜适量，清水 500mL。

用法：将枳椇子、葛根洗净，放入砂锅中，加入清水，大火煮沸后转小火煎煮 20 分钟，滤去药渣，待茶水温热后加入适量蜂蜜调味。饮酒前后饮用。可根据个人情况适量饮用，一般每次饮用 1 杯（200 ~ 300mL）。

功效：解酒利水，清热除烦。

临床应用：解酒毒，缓解酒后不适。

注意事项：脾胃虚寒者应谨慎饮用，因为葛根性偏寒凉，可能会加重脾胃虚寒症状，导致腹痛、腹泻等不适。对蜂蜜过敏者不宜添加蜂蜜。此饮品只是辅助缓解酒后不适，不能替代健康的饮酒方式，过量饮酒仍会对身体造成损害。

第六章

中医九种体质养疗药对方

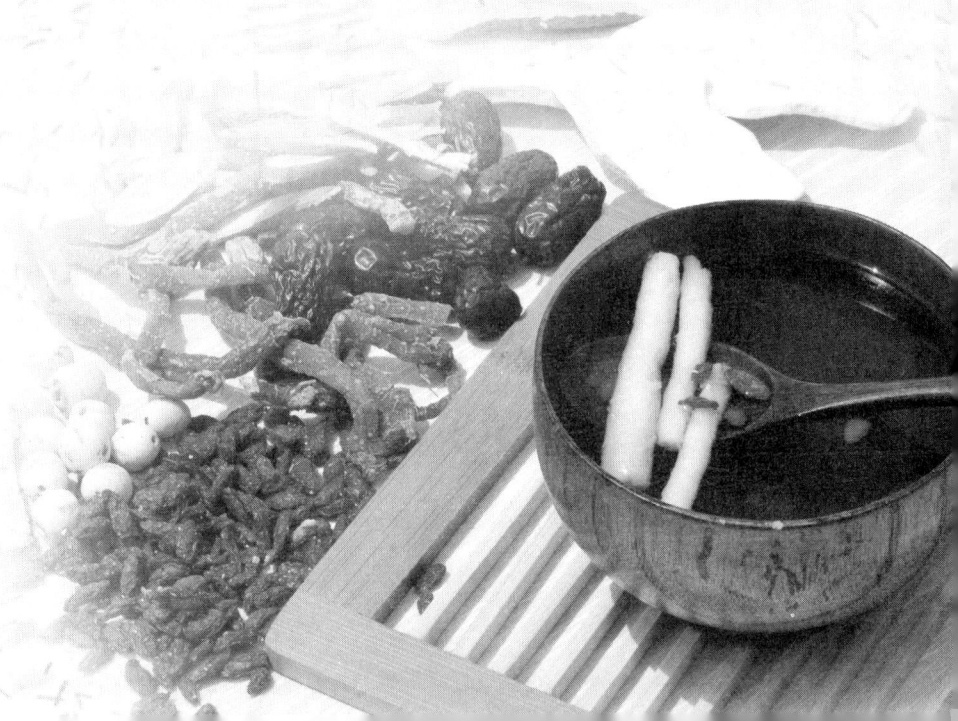

体质，是人类个体在生命过程中，通过先天遗传性因素和后天获得性因素所产生的表现在形态结构、生理功能等方面综合的相对稳定的特性。不同的生命群体和个体具有不同的体质特点，并具体体现在生命个体的健康或疾病过程中。

中医体质学是一门既古老又年轻的学科，起源于《黄帝内经》，经过历代医家的不断补充、发展、完善逐渐形成。中华中医药学会于2009年4月9日发布了《中医体质分类与判定》标准，将体质分为平和质、气虚质、阳虚质、阴虚质、痰湿质、湿热质、血瘀质、气郁质、特禀质9个类型。

本书为除平和质、特禀质外的每种体质设计了6个养疗药对方。这些养疗药对方根据《神农本草经》记载的药物配伍基本原则中的相须、相使组成。每方由两味药组成，在此方的基础上，6个配方可以相互搭配，也可以搭配常用食物进行组合，做成日常食用的食品，如汤羹、粥类、茶类、膏方等。

第一节 平和质

总体特征：阴阳气血调和，以体态适中、面色红润、精力充沛等为主要特征。

形体特征：体形匀称健壮。

常见表现：面色、肤色润泽，头发稠密有光泽，目光有神，鼻色明润，嗅觉通利，唇色红润，不易疲劳，精力充沛，耐受寒热，睡眠良好，胃纳佳，二便正常，舌色淡红，苔薄白，脉和缓有力。

心理特征：性格随和开朗。

发病倾向：平素患病较少。

对外界环境的适应能力：对自然环境和社会环境适应能力较强。

养疗原则：平和质人群可以食用所有的药食两用品种，但需注意寒热搭配、阴阳调和，不可过度或长期大量食用任何具有偏性的食物。

第二节 气虚质

总体特征：元气不足，以疲乏、气短、自汗等气虚表现为主要特征。

形体特征：肌肉松软不实。

常见表现：平素语音低弱，气短懒言，容易疲乏，精神不振，易出汗，舌淡红，舌边有齿痕，脉弱。

心理特征：性格内向，不喜冒险。

发病倾向：易患感冒、内脏下垂等病，病后康复缓慢。

对外界环境的适应能力：不耐受风、寒、暑、湿邪。

养疗原则：健脾益气。

推荐食用具有补气作用的药食两用品种：大枣、黄芪、人参、西洋参、党参、甘草、黄精、灵芝。

慎重食用或者禁忌食用的药食两用品种：百合、淡竹叶、槐花（槐米）、菊花、决明子、金银花、昆布、马齿苋、牡蛎、胖大海、蒲公英、桑椹、山银花、桑叶、铁皮石斛、鲜白茅根、鲜芦根、夏枯草、鱼腥草、玉竹、栀子、薄荷、布渣叶、淡豆豉、粉葛、葛根、菊苣、罗汉果、小蓟、余甘子。

推荐养疗药对方及组成：

①党参黄芪健脾益气方：党参 9～30g，黄芪 9～30g。

②黄精大枣健脾益气方：黄精 9～15g，大枣 6～15g。

③黄精黄芪健脾益气方：黄精 9～30g，黄芪 9～15g。

④人参黄芪健脾益气方：人参 3～9g，黄芪 9～30g。

⑤西洋参灵芝健脾益气方：西洋参 3～6g，灵芝 6～12g。

⑥灵芝甘草健脾益气方：灵芝 6～12g，甘草 2～10g。

食用举例：6个养疗药对方每个都可以单独使用，如党参黄芪健脾益气方、黄精大枣健脾益气方、黄精黄芪健脾益气方等。6个养疗药对方可以联合食用，如党参黄芪健脾益气方、黄精大枣健脾益气方联合食用，成为党参黄芪黄精大枣健脾益气方；党参黄芪健脾益气方、黄精黄芪健脾益气方联合食用，成为党参黄芪黄精健脾益气方。

养疗药对方可与常见食物结合食用：推荐以汤、粥、茶3种食用方式，简便实用。以党参黄芪健脾益气方为例，可以做成党参黄芪排骨汤、党参黄芪瘦肉粥、党参黄芪普洱茶等。

第三节　阳虚质

总体特征：阳气不足，以畏寒怕冷、手足不温等虚寒表现为主要特征。

形体特征：肌肉松软不实。

常见表现：平素畏冷，手足不温，喜热饮食，精神不振，舌淡胖嫩，脉沉迟。

心理特征：性格多沉静、内向。

发病倾向：易患痰饮、肿胀、泄泻等病，感邪易从寒化。

对外界环境的适应能力：耐夏不耐冬，易感风、寒、湿邪。

养疗原则：温阳。

推荐食用具有温阳作用的药食两用品种：八角茴香、丁香、肉桂、草果、刀豆、花椒、肉豆蔻、肉苁蓉、生姜、山柰、荜茇、干姜、高良姜、黑胡椒。

慎重食用或者禁忌食用的药食两用品种：百合、淡竹叶、槐花（槐米）、菊花、决明子、金银花、昆布、马齿苋、牡蛎、胖大海、蒲公英、桑椹、山银花、桑叶、铁皮石斛、鲜白茅根、鲜芦根、夏枯草、鱼腥草、玉竹、栀子、薄荷、布渣叶、淡豆豉、粉葛、葛根、菊苣、罗汉果、小蓟、西洋参、余甘子、薏苡仁。

推荐养疗药对方及组成：

①丁香肉桂温阳方：丁香 1 ～ 3g，肉桂 1 ～ 5g。

②花椒胡椒温阳方：花椒 3 ～ 6g，黑胡椒 0.6 ～ 1.5g。

③荜茇豆蔻温阳方：荜茇 1 ～ 3g，肉豆蔻 3 ～ 10g。

④干姜良姜温阳方：干姜 3 ～ 10g，高良姜 3 ～ 6g。

⑤肉桂八角温阳方：肉桂 1 ～ 5g，八角茴香 3 ～ 6g。

⑥大小茴香温阳方：八角茴香 3 ～ 6g，小茴香 3 ～ 6g。

食用举例：6 个养疗药对方可以单独食用，如丁香肉桂温阳方、花椒胡椒温阳方、荜茇豆蔻温阳方等。6 个养疗药对方可以联合食用，如丁香肉桂温阳方、花椒胡椒温阳方联合食用，成为丁香肉桂花椒胡椒温阳方；丁香肉桂温阳方、荜茇豆蔻温阳方联合食用，成为丁香肉桂荜茇豆蔻温阳方；丁香肉桂温阳方、干姜良姜温阳方联合食用，成为丁香肉桂干姜良姜温阳方。花椒胡椒温阳方、干姜良姜温阳方联合食用，成为花椒胡椒干姜良姜温阳方等。

养疗药对方可与常见食物结合食用：推荐汤、粥、茶 3 种食用方式，简便实用。以丁香肉桂温阳方为例：可以做成丁香肉桂羊肉汤、丁香肉桂山药粥、丁香肉桂红茶等。

第四节　阴虚质

总体特征：阴液亏少，以口燥咽干、手足心热等虚热表现为主要特征。

形体特征：体形偏瘦。

常见表现：手足心热，口燥咽干，鼻微干，喜冷饮，大便干燥，舌红少津，脉细数。

心理特征：性情急躁，外向好动，活泼。

发病倾向：易患虚劳、失精、不寐等病，感邪易从热化。

对外界环境的适应能力：耐冬不耐夏，不耐受暑、热、燥邪。

养疗原则：滋阴。

推荐食用具有滋阴作用的药食两用品种：阿胶、黑芝麻、百合、牡蛎、桑椹、铁皮石斛、玉竹、西洋参、黄精。

慎重食用或者禁忌食用的药食两用品种：白扁豆花、八角茴香、白芷、草果、杜仲叶、刀豆、当归、丁香、大枣、覆盆子、蝮蛇、佛手、花椒、黄芥子、黄芪、藿香、橘红、姜黄、橘皮、龙眼肉、木瓜、玫瑰花、肉豆蔻、肉苁蓉、人参、松花粉、生姜、山奈、沙棘、砂仁、山楂、山茱萸、薤白、小茴香、杏仁、香薷、香橼、芫荽、益智仁、紫苏、紫苏子、荜茇、干姜、高良姜、黑胡椒、肉桂。

推荐养疗药对方及组成：

①玉竹石斛滋阴方：玉竹 6 ～ 12g，铁皮石斛 6 ～ 12g（鲜品 15 ～ 30g）。

②黑芝麻桑椹滋阴方：黑芝麻 9 ～ 15g，桑椹 9 ～ 15g。

③玉竹百合滋阴方：玉竹 6 ～ 12g，百合 6 ～ 12g。

④黄精石斛滋阴方：黄精 9 ～ 30g，石斛 6 ～ 12g。

⑤阿胶西洋参滋阴方：阿胶 3 ～ 9g（烊化兑服），西洋参 3 ～ 6g（另煎兑服）。

⑥百合黑芝麻滋阴方：百合 6 ～ 12g，黑芝麻 9 ～ 15g。

食用举例：6 个养疗药对方可以单独食用，如玉竹石斛滋阴方、黑芝麻桑椹滋阴方、玉竹百合滋阴方等。6 个养疗药对方可以联合食用，如玉竹石斛滋阴方、黑芝麻桑椹滋阴方联合食用，成为玉竹石斛黑芝麻桑椹滋阴方；玉竹石斛滋阴方、玉竹百合滋阴方联合食用，成为玉竹石斛百合滋阴方；玉竹石斛滋阴方、黄精石斛滋阴方联合食用，成为玉竹石斛黄精滋阴方；黑芝麻桑椹滋阴方、黄精石斛滋阴方联合食用，成为黑芝麻桑椹黄精石斛滋阴方。

养疗药对方食可与常见食物结合食用：推荐汤、粥、茶 3 种食用方式，简便实用。以玉竹百合滋阴方为例，可以做成玉竹百合老鸭汤、玉竹百合银耳粥、玉竹百合绿茶等。

第五节　痰湿质

总体特征：痰湿凝聚，以形体肥胖、腹部肥满、口黏苔腻等痰湿表现为主要特征。

形体特征：体形肥胖，腹部肥满松软。

常见表现：面部皮肤油脂较多，多汗且黏，胸闷，痰多，口黏腻或甜，喜食肥甘甜黏，苔腻，脉滑。

心理特征：性格偏温和、稳重，多善于忍耐。

发病倾向：易患消渴、中风、胸痹等病。

对外界环境的适应能力：对梅雨季节及湿重环境适应能力差。

养疗原则：祛湿，排痰。

推荐食用具有祛湿和排痰作用的药食两用品种：白扁豆花、白芷、草果、佛手、藿香、橘红、橘皮、木瓜、松花粉、茯苓、香薷、布渣叶、薏苡仁、荷叶、芡实、生姜、沙棘、香橼、紫苏子、黑胡椒、昆布、白果、甘草、桔梗、黄芥子、莱菔子、蒲公英。

慎重食用或者禁忌食用的药食两用品种：百合、淡竹叶、槐花、菊花、决明子、金银花、马齿苋、牡蛎、胖大海、桑椹、山银花、桑叶、铁皮石斛、鲜白茅根、鲜芦根、夏枯草、鱼腥草、玉竹、栀子、薄荷、淡豆豉、粉葛、葛根、菊苣、罗汉果、小蓟、西洋参、余甘子。

推荐排痰药对方及组成：

①橘皮橘红排痰方：橘皮 3～10g，橘红 3～10g。

②生姜草果排痰方：生姜 3～10g，草果 3～6g。

③白果桔梗排痰方：白果 5～10g，桔梗 3～10g。

④香橼佛手排痰方：香橼 3～10g，佛手 3～10g。

⑤芥子莱菔子排痰方：黄芥子 3～9g，莱菔子 5～12g。

⑥紫苏子莱菔子排痰方：紫苏子 3～10g，莱菔子 5～12g。

推荐祛湿药对方及组成：

①白扁豆花白芷祛湿方：白扁豆花 9～15g，白芷 3～10g。

②藿香蒲公英祛湿方：藿香 3～10g，蒲公英 10～15g。

③木瓜香薷祛湿方：木瓜 6～9g，香薷 3～10g。

④布渣叶白扁豆花祛湿方：布渣叶 15～30g，白扁豆花 9～15g。

⑤茯苓薏苡仁祛湿方：茯苓 10～15g，薏苡仁 9～30g。

⑥荷叶芡实祛湿方：荷叶 3～10g，芡实 9～15g。

食用举例：6 个排痰药对方和 6 个祛湿药对方可以单独食用，如橘皮橘红排痰方、白扁豆花白芷祛湿方等。6 个排痰药对方和 6 个祛湿药对方可各自联合配伍食用，如橘皮橘红排痰方、生姜草果排痰方配伍，组成橘皮橘红生姜草果排痰方；白扁豆花白芷祛湿方、藿香蒲公英祛湿方配伍，组成白扁豆花白芷藿香蒲公英祛湿方。6 个排痰药对方和 6 个祛湿药对方可相互联合配伍食用，如橘皮橘红排痰方、白扁豆花白芷祛湿方配伍，组成橘皮橘红白扁豆花白芷排痰祛湿方；生姜草果排痰方、荷叶芡实祛湿方配伍，组成生姜草果荷叶芡实排痰祛湿方等。

养疗药对方可与常见食物结合食用：推荐汤、粥、茶 3 种食用方式，简便实用。以橘皮橘红排痰方、白扁豆花白芷祛湿方为例，可以做成橘皮橘红白扁豆花白芷牛肉汤、橘皮橘红白扁豆花白芷黑米粥、橘皮橘红白扁豆花白芷白茶等。

第六节　湿热质

总体特征：湿热内蕴，以面垢油光、口苦、苔黄腻等湿热表现为主要特征。

形体特征：形体中等或偏瘦。

常见表现：面垢油光，易生痤疮，口苦口干，身重困倦，大便黏滞不畅或燥结，小便短黄，男性易阴囊潮湿，女性易带下增多，舌质偏红，苔黄腻，脉滑数。

心理特征：容易心烦急躁。

发病倾向：易患疮疖、黄疸、热淋等病。

对外界环境的适应能力：对夏末秋初湿热气候、湿重或气温偏高环境较难适应。

养疗原则：清热祛湿。

推荐食用具有清热和祛湿作用的药食两用品种：白芷、草果、佛手、藿香、橘红、橘皮、木瓜、茯苓、香薷、布渣叶、薏苡仁、白扁豆花、荷叶、芡实、淡竹叶、菊花、决明子、金银花、马齿苋、胖大海、蒲公英、山银花、桑叶、鲜白茅根、鲜芦根、夏枯草、鱼腥草、栀子、薄荷、罗汉果、西洋参、余甘子、甘草、青果。

慎重食用或者禁忌食用的药食两用品种：杜仲叶、刀豆、当归、丁香、大枣、覆盆子、蝮蛇、花椒、黄芥子、黄芪、姜黄、龙眼肉、玫瑰花、肉豆蔻、肉苁蓉、人参、松花粉、生姜、山柰、沙棘、砂仁、山楂、山茱萸、薤白、八角茴香、杏仁、芫荽、益智仁、紫苏、紫苏子、荜茇、干姜、高良姜、黑胡椒、肉桂。

推荐清热药对方及组成：

①桑叶淡竹叶清热方：桑叶 5～10g，淡竹叶 6～10g。

②菊花决明子清热方：菊花 5～10g，决明子 9～15g。

③夏枯草蒲公英清热方：夏枯草 9～15g，蒲公英 10～15g。

④栀子鱼腥草清热方：栀子 6～10g，鱼腥草 15～25g（不宜久煎；鲜品用量加倍，水煎或捣汁服）。

⑤山银花金银花清热方：山银花 6～15g，金银花 6～15g。

⑥白茅根芦根清热方：鲜白茅根 9～30g，鲜芦根 15～30g（鲜品用量加倍，或捣汁用）。

推荐祛湿药对方及组成：

①白扁豆花白芷祛湿方：白扁豆花 9～15g，白芷 3～10g。

②藿香蒲公英祛湿方：藿香 3～10g，蒲公英 10～15g。

③木瓜香薷祛湿方：木瓜 6～9g，香薷 3～10g。

④布渣叶白扁豆花祛湿方：布渣叶 15～30g，白扁豆花 9～15g。

⑤茯苓薏苡仁祛湿方：茯苓 10～15g，薏苡仁 9～30g。

⑥荷叶芡实祛湿方：荷叶 3～10g，芡实 9～15g。

食用举例：6 个清热药对方和 6 个祛湿药对方可以单独食用，如桑叶淡竹叶清热方、木瓜香薷祛湿方。6 个清热药对方和 6 个祛湿药对方可各自联合配伍食用，如桑叶淡竹叶清热方、白扁豆花白芷祛湿方，组成桑叶淡竹叶白扁豆花白芷清热祛湿方。6 个清热药对方和 6 个祛湿药对方可相互联合配伍食用，如栀子鱼腥草清热方、白扁豆花白芷祛湿方配伍，组成栀子鱼腥草白扁豆花白芷清热祛湿方；白茅根芦根清热方、茯苓薏苡仁祛湿方配伍，组成白茅根芦根茯苓薏苡仁清热祛湿方等。

养疗药对方可与常见食物结合食用：推荐汤、粥、茶3种食用方式，简便实用。以山银花金银花清热方、茯苓薏苡仁祛湿方为例，可以做成山银花金银花茯苓薏苡仁鲫鱼汤、山银花金银花茯苓薏苡仁黑芝麻粥、山银花金银花茯苓薏苡仁绿茶等。

第七节　血瘀质

总体特征：血行不畅，以肤色晦暗、舌质紫暗等血瘀表现为主要特征。

形体特征：胖瘦均见。

常见表现：肤色晦暗，色素沉着，容易出现瘀斑，口唇暗淡，舌暗或有瘀点，舌下络脉紫暗或增粗，脉涩。

心理特征：易烦，健忘。

发病倾向：易患癥瘕及痛症、血证等。

对外界环境的适应能力：不耐受寒邪。

养疗原则：活血化瘀。

推荐食用具有活血化瘀作用的药食两用品种：当归、姜黄、玫瑰花、沙棘、山楂、小蓟、桃仁、西红花。

慎重食用或者禁忌食用的药食两用品种：百合、淡竹叶、槐花、菊花、决明子、金银花、昆布、马齿苋、牡蛎、胖大海、蒲公英、桑椹、山银花、桑叶、铁皮石斛、鲜白茅根、鲜芦根、夏枯草、鱼腥草、玉竹、栀子、薄荷、布渣叶、淡豆豉、粉葛、葛根、菊苣、罗汉果、西洋参、余甘子、薏苡仁。

推荐养疗药对方及组成：

①山楂当归活血化瘀方：山楂 9 ～ 12g，当归 6 ～ 12g。

②桃仁西红花活血化瘀方：桃仁 5 ～ 10g，西红花 1 ～ 3g。

③沙棘玫瑰花活血化瘀方：沙棘 3 ～ 10g，玫瑰花 3 ～ 6g。

④西红花玫瑰花活血化瘀方：西红花 1 ～ 3g，玫瑰花 3 ～ 6g。

⑤当归西红花活血化瘀方：当归 6 ～ 12g，西红花 1 ～ 3g。

⑥山楂桃仁活血化瘀方：山楂 9 ～ 12g，桃仁 5 ～ 10g。

食用举例：6 个养疗药对方可以单独食用，如山楂当归活血化瘀方、桃仁西红花活血化瘀方、沙棘玫瑰花活血化瘀方等。6 个养疗药对方可以联合食用，如山楂当归活血化瘀方、桃仁西红花活血化瘀方联合食用，成为山楂当归桃仁西红花活血化瘀方，山楂当归汤、沙棘玫瑰花活血化瘀方联合食用，成为山楂当归沙棘玫瑰花活血化瘀方。

养疗药对方常与常见食物结合食用：推荐汤、粥、茶 3 种食用方式，简便实用。以西红花玫瑰花活血化瘀方为例，可以做成西红花玫瑰花鸽子汤、西红花玫瑰花山楂粥、西红花玫瑰花清茶等。

第八节　气郁质

总体特征：气机郁滞，以神情抑郁、忧虑脆弱等气郁表现为主要特征。

形体特征：形体瘦者为多。

常见表现：神情抑郁，情感脆弱，烦闷不乐，舌淡红，苔薄白，脉弦。

心理特征：性格内向不稳定、敏感多虑。

发病倾向：易患脏躁、梅核气、百合病及郁证等。

对外界环境的适应能力：对精神刺激适应能力较差；不适应阴雨天气。

养疗原则：疏肝行气解郁。

推荐食用具有疏肝、行气、解郁作用的药食两用品种：佛手、橘红、姜黄、橘皮、玫瑰花、肉豆蔻、山柰、山楂、薤白、小茴香、香橼、薄荷、代代花、麦芽、西红花。

慎重食用的药食两用品种：百合、淡竹叶、槐花、金银花、马齿苋、牡蛎、胖大海、蒲公英、桑椹、山银花、桑叶、铁皮石斛、鲜白茅根、鲜芦根、夏枯草、鱼腥草、玉竹、栀子、布渣叶、淡豆豉、粉葛、葛根、黑枣、菊苣、罗汉果、小蓟、西洋参、余甘子、薏苡仁。

推荐养疗药对方及组成：

①香橼佛手疏肝行气解郁方：香橼 3 ～ 10g，佛手 3 ～ 10g。

②橘皮橘红疏肝行气解郁方：橘皮 3 ～ 9g，橘红 3 ～ 9g。

③薄荷香橼疏肝行气解郁方：薄荷 3 ～ 6g，香橼 3 ～ 10g。

④麦芽姜黄疏肝行气解郁方：麦芽 10 ～ 15g，姜黄 3 ～ 9g。

⑤小茴香肉豆蔻疏肝行气解郁方：小茴香 3 ～ 6g，肉豆蔻 3 ～ 10g。

⑥玫瑰花代代花疏肝行气解郁方：玫瑰花 3 ～ 6g，代代花 1.5 ～ 2.5g。

食用举例：6 个养疗药对方可以单独食用，如香橼佛手疏肝行气解郁方、橘皮橘红疏肝行气解郁方、薄荷香橼汤疏肝行气解郁方。6 个养疗药对方可以联合食用，如香橼佛手疏肝行气解郁方、橘皮橘红疏肝行气解郁方联合食用，成为香橼佛手橘皮橘红疏肝行气解郁方；香橼佛手疏肝行气解郁方、薄荷香橼疏肝行气解郁方联合食用，成为香橼佛手薄荷疏肝行气解郁方。

养疗药对方可与常见食物结合食用：推荐汤、粥、茶 3 种食用方式，简便实用。以香橼佛手疏肝行气解郁方为例，可以做成香橼佛手红枣汤、香橼佛手紫薯粥、香橼佛手普洱黑茶等。

第九节　特禀质

总体特征：先天失常，以生理缺陷、过敏反应等为主要特征。

形体特征：过敏体质者一般无特殊；先天禀赋异常者或有畸形，或有生理缺陷。

常见表现：过敏体质者常见哮喘、风团、咽痒、鼻塞、打喷嚏等；患遗传性疾病者有垂直遗传、先天性、家族性特征；患胎传性疾病者具有母体影响胎儿个体生长发育及相关疾病特征。

心理特征：随禀质不同情况各异。

发病倾向：过敏体质者易患哮喘、荨麻疹、花粉症及药物过敏等，遗传性疾病如血友病、唐氏综合征等，胎传性疾病如五迟（立迟、行迟、发迟、齿迟和语迟）、五软（头软、项软、手足软、肌肉软、口软）、解颅、胎惊等。

对外界环境的适应能力：适应能力差，如过敏体质者对易致过敏季节适应能力差，易引发宿疾。

因特禀质中的遗传性疾病和胎传性疾病属于难治性疾病，情况较为特殊复杂，在此不涉及养疗保健药对方。过敏体质者可参照气虚质和阳虚质的养疗药对方酌情使用。